Recovery Technique of Aligner Orthodontics

无托槽隐形矫治
常见失败病例及解决方案

【编著】（日）槙 宏太郎
【编者】（日）高良 有理江　（日）嶋田 百合
　　　　（日）泽村 萌香　　郑善化
【主审】赵志河
【主译】赵建鑫　廖　文

北方联合出版传媒（集团）股份有限公司
辽宁科学技术出版社

图文编辑

张　浩　刘玉卿　肖　艳　刘　菲　康　鹤　王静雅　纪凤薇　杨　洋　戴　军　张军林

Recovery Technique of Aligner Orthodontics

Edited by Maki, Koutaro

Copyright © 2021 Ishiyaku Publishers, Inc. Tokyo, Japan.

All rights reserved.

First original Japanese edition published by Ishiyaku Publishers, Inc. Tokyo, Japan.

Chinese (in simplified character only) translation rights arranged with Ishiyaku Publishers, Inc. Tokyo, Japan.

through CREEK & RIVER SHANGHAI Co., Ltd.

©2024，辽宁科学技术出版社。

著作权合同登记号：06-2023第160号。

图书在版编目（CIP）数据

无托槽隐形矫治常见失败病例及解决方案 /（日）槇宏太郎编著；赵建鑫，廖文主译. —沈阳：辽宁科学技术出版社，2024.7

ISBN 978-7-5591-3589-6

Ⅰ.①无…　Ⅱ.①槇…　②赵…　③廖…　Ⅲ.①口腔正畸学　Ⅳ.①R783.5

中国国家版本馆CIP数据核字（2024）第100492号

出版发行：辽宁科学技术出版社
　　　　　（地址：沈阳市和平区十一纬路25号　邮编：110003）
印 刷 者：深圳市福圣印刷有限公司
经 销 者：各地新华书店
幅面尺寸：210mm×285mm
印　　张：13
插　　页：4
字　　数：260千字
出版时间：2024年7月第1版
印刷时间：2024年7月第1次印刷
出 品 人：陈　刚
责任编辑：张丹婷　殷　欣
封面设计：袁　舒
版式设计：袁　舒
责任校对：李　硕

书　　号：ISBN 978-7-5591-3589-6
定　　价：198.00元

投稿热线：024-23280336
邮购热线：024-23280336
E-mail:cyclonechen@126.com
http://www.lnkj.com.cn

编著者名单

【编著】

槙　宏太郎　　　昭和大学歯学部歯科矯正学講座　教授

【编者】

高良有理江　　　昭和大学歯学部歯科矯正学講座

嶋田　百合　　　昭和大学歯学部歯科矯正学講座

澤村　萌香　　　昭和大学歯学部歯科矯正学講座

郑　善化　　　　昭和大学歯学部歯科矯正学講座

【著】

天野　锦治　　　アマノ歯科

尾崎　桂三　　　名古屋イースト歯科·矯正歯科

窪田　正宏　　　くぼた矯正歯科医院

后藤真理子　　　昭和大学歯学部歯科矯正学講座

盐滨　靖宜　　　しおはま矯正歯科

陈　健豪　　　　兆豐歯科

常盘　肇　　　　常盤矯正歯科医院

中纳　治久　　　昭和大学歯学部歯科矯正学講座　准教授

东野　良治　　　神保町矯正歯科クリニック

文野　弘信　　　銀座4丁目文野矯正歯科

牧野　正志　　　まきの歯列矯正クリニック

主审简介

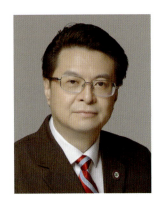

赵志河

博士，教授，博士研究生导师，国务院政府特殊津贴专家，四川大学华西口腔医学院教授委员会主任委员。

现任中华口腔医学会口腔正畸专业委员会名誉主任委员，中华口腔医学会常务理事；四川省口腔医学会口腔正畸学专业委员会名誉主任委员；国际牙医师学院（ICD）Fellow。担任《中华口腔医学杂志》《华西口腔医学杂志》等期刊编委，《国际口腔医学杂志》副主编，SCI收录期刊《International Journal of Oral Science》编委，《Stem Cells》《Biomaterials》《Journal of Dental Research》《American Journal of Orthodontics and Dentofacial Orthopedics》等期刊审稿专家。

主持国家自然科学基金项目9项（其中1项为重点项目）。发表口腔专业论文352篇，其中被SCI收录268篇。主编教育部、原国家卫生和计划生育委员会全国高等学校五年制本科口腔医学专业"十二五"规划国家级数字教材《口腔正畸学》，教育部、国家卫生健康委员会全国高等学校五年制本科口腔医学专业"十三五"规划国家级数字教材《口腔正畸学》，主编《正畸治疗方案设计——基础、临床及实例》等著作。

获中国科学技术协会"全国口腔正畸学首席科学传播专家"、中华口腔医学会"口腔医学科技创新人物"奖、国家卫生和计划生育委员会"口腔医学科技创新人物"奖、人民日报"国之名医"称号。2009年，主持研究的"口腔正畸牙移动生物力学机制基础及临床应用的系统化研究"获教育部高等学校科学研究优秀成果一等奖；2016年，主持研究的"加快牙移动提高正畸效率的基础探索和临床应用"获四川省科学技术奖励科技进步一等奖。

主译简介

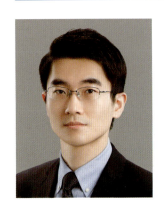

赵建鑫

上海交通大学口腔医学专业七年制硕士，日本大阪齿科大学齿科矫正学博士。

拥有中国及日本牙医执业资格，曾就职于东京Smile Innovation矫正齿科，隐形矫正治疗师从尾岛贤治教授（Prof. Kenji Ojima）。

日本大阪齿科大学非常勤讲师，中华口腔医学会口腔正畸专业委员会专科会员；日本矫正齿科学会会员。

获得日本文部省科研基金"科研费"1项，发表SCI论文数篇。博士研究生毕业论文获日本大阪齿科大学"特别优秀论文奖"。

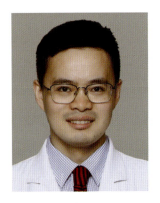

廖　文

四川大学华西口腔医院正畸科副教授，日本大阪齿科大学齿科矫正学博士。

中华口腔医学会口腔正畸专业委员会青年委员；四川省口腔医学会口腔正畸学专业委员会委员，四川省口腔医学会口腔美学专业委员会委员。四川省卫生健康委员会"健康科普专家"，成都市科学技术协会"天府海智计划"专家，日本大阪齿科大学非常勤讲师。

主持国家自然科学基金项目2项、省重点研发基金项目1项。发表论文30余篇，代表作发表于《Journal of Dental Research》《Journal Of Dentistry》《American Journal of Orthodontics and Dentofacial Orthopedics》《Acta Biomaterialia》等期刊。博士研究生毕业论文获日本大阪齿科大学"特别优秀论文奖"。

译者简介

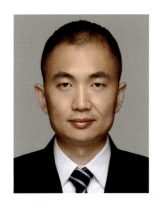

弓国梁
日本大阪齿科大学齿科矫正学博士
口腔正畸主治医师
Delta正畸培训课程联合发起人
COJC正畸临床文献阅读联合发起人
Smart口腔正畸生物力学核心讲师
日本大阪齿科大学齿科矫正学讲座非常勤讲师
杭州牙博艺正畸中心副主任

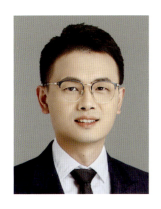

俞沣洋
日本大阪齿科大学齿科矫正学博士
口腔正畸主治医师
英国爱丁堡皇家外科学院正畸专科院士（Morth）
北京大学中国Tweed中心教官
Delta正畸培训课程联合发起人
COJC正畸临床文献阅读联合发起人

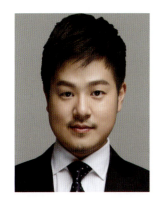

王鹏越
日本大阪齿科大学齿科矫正学博士
口腔正畸副主任医师
Delta正畸培训课程联合发起人
COJC正畸临床文献阅读联合发起人
Smart口腔正畸生物力学核心讲师
宁波仁心口腔门诊院长

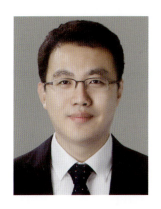

赵　阳
中国医科大学附属口腔医院
中华医学会儿科学分会口腔学组青年委员
辽宁省口腔医学会口腔美学专业委员会委员
国家卫生健康委员会儿童早期矫治规范化诊疗项目专家委员会委员
韩国国立庆北大学高级访问学者
英国UCL大学伊士曼牙学院访问学者
英格兰皇家外科学院正畸专科会员
韩国齿科矫正协会（KAO）海外认证会员
世界微小种植支抗协会（WMIA）国际认证讲师

　　无托槽隐形矫治技术作为口腔正畸领域的"新鲜事物"，已经获得越来越多医生、患者的喜爱。然而，由于其矫治器的特性与临床常用的固定矫治器存在明显区别，一些原本在固定矫治中适用的经验无法直接运用于无托槽隐形矫治。对矫治器的运用经验不足可能导致治疗中出现各种各样的棘手问题，有时甚至使部分患者不得不放弃隐形矫治，重新粘接固定矫治器。但作为医生，我们是不是见到曾经"踩过坑"的病例类型，就告诉下一位同类型患者"您不适合隐形矫治"，从而拒绝患者对于美观、舒适正畸治疗的追求呢？显然不是的。所以，包括我们在内的很多正畸医生都在寻求针对无托槽隐形矫治常见问题的解决之道。

　　我们几个译者先后在日本大阪齿科大学学习口腔正畸学，对日本的无托槽隐形矫治理念较为熟悉。徜徉于书海，我们惊喜地发现日本著名隐形矫治专家槇宏太郎的著作《アライナー矯正のリカバリーテクニック》。本书以作者多年的无托槽隐形矫治经验为基础，较为详尽地介绍了无托槽隐形矫治中可能出现的各种问题及其处置措施。以病例为主线，31个病例个个富有巧思、精工细作，且疗效良好。这些病例不仅有拍摄精美的资料照片，更有用心绘制的治疗模式图，以及对治疗原则浅显易懂的讲解。所以，我们决定将本书翻译成中文，希望能够帮助更多中国医生更好地掌握无托槽隐形矫治这样一门新技术。阅读本书之后，相信您会对无托槽隐形矫治中容易出现的各类问题及其解决技巧有更深刻的认识。

赵建鑫　廖文

前言

情节酣畅淋漓、引人发笑的日本医疗剧（《Doctor-X ~ 外科医生·大门未知子~》），因为"我从不失败"这句台词而走红。可是，这样的豪言壮语并不现实。在我看来，那位女医生从前应该也经历过许许多多的失败。

正畸治疗过程中出现计划外的牙齿移动时，首先，需要认识到这可能是由于诊断或治疗中存在纰漏，结合其他医生的意见，再去分析其中蕴含的原理和机制；其次，遇到预料之外的状况时，应该调动自己的全部知识储备，最大限度地发挥创造力解决问题。这事关作为一名医生的自尊和骄傲。

然而，不管在哪个国家，从学术会议和期刊上都很少有机会了解到问题病例或者失败病例。公开发表的病例都拥有美轮美奂的照片和良好的治疗结果。这应该与治疗者只愿意分享成功病例的心理有关。当然，这样的心理我自己也有，也表示理解。

只是，如果一直如此的话，我们将越来越远离真实。临床问题无法得到改善，甚至对于行之有效的技巧和方法也会忽略。特别是在无托槽隐形矫治领域，目前在生物力学尚不完全明确的背景下，随着治疗的快速普及，医疗纠纷和误诊显著增加。

由此，我们意识到应该着手整理临床问题，以临床为出发点，去思考对治疗方法的改进。从几年前开始，我们召集志同道合者，以日本昭和大学齿学部齿科矫正学讲座为核心成立了一个小规模的研究会——隐形矫治医疗研究会。这个研究会不区分专科医生和全科医生，宗旨是从医疗的角度思考无托槽隐形矫治。参加者带来临床中遇到的问题病例，共同讨论其诊断是否准确并提出行之有效的解决方案。这是一个务实的学术交流群体，讨论不拐弯抹角且具有现实意义，我甚至每次都惊讶于会议中的新发现。与参与本书执笔的各位医生一样，我在这个隐形矫治医疗研究会中也与许多医生结下了深刻的友谊。每个人对于隐形矫治的未来表示确信的同时，也深深地担忧一些错误的治疗方法当下被滥用所带来的远期风险。

在本书中，我们选取典型的失败病例和相应的解决方案进行介绍。希望本书可以给各位读者的临床工作带来帮助，也祝愿这种备受期待的应用计算机支持技术的治疗方法可以向着正确的方向发展。

在最后，我感谢各位同事不辞辛劳为研究会的运营和本书的编写做出的贡献，也向策划和发行本书的日本医齿药出版株式会社表示深深的感谢。

槙 宏太郎

2021年11月

无托槽隐形矫治的
临床问题及
相对应的解决方案

1 牙长轴失控，出现过山车效应 ➡ **病例1 ~ 病例11**

2 覆𬌗控制不足，前牙区过度舌侧倾斜 ➡ **病例1，病例8，病例12 ~ 病例18**

3 后牙区开𬌗，产生垂直向空隙 ➡ **病例2，病例19 ~ 病例23**

4 上颌侧切牙伸长不足 ➡ **病例14**

5 锁𬌗未能完全解除 ➡ **病例5，病例6，病例24**

6 下颌位不稳定，咬合感觉异常引起的不适主诉 ➡ **病例2，病例25，病例26**

7 扭转牙矫正缓慢 ➡ **病例27，病例28**

8 严重拥挤导致矫治器无法就位 ➡ **病例17**

9 上颌牙列远中移动时的副作用 ➡ **病例29**

10 其他 ➡ **病例30，病例31**

① 牙长轴失控，出现过山车效应

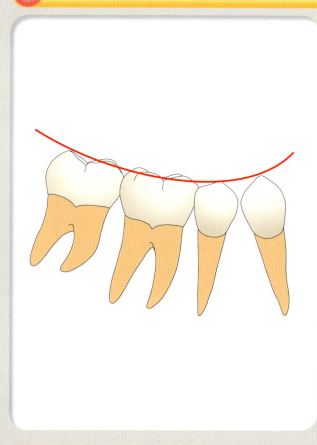

● 近远中的牙齿向拔牙窝倾斜，出现过山车效应
　从后向前依次直立已经近中倾斜的后牙

↓

从后向前依次直立已经向近中倾斜的后牙

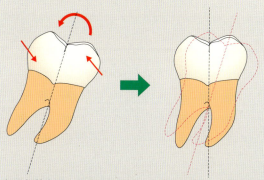

如果任其发展，最后只能通过固定矫治器解决，因此需要尽早发现并增加附件重新制作矫治器

弓丝弯制方案（侧面观）
（上：镍钛合金；下：不锈钢）

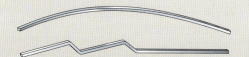

需要上下牙列粘接固定矫治器，且同时需要颌间牵引

② 覆𬌗控制不足，前牙区过度舌侧倾斜

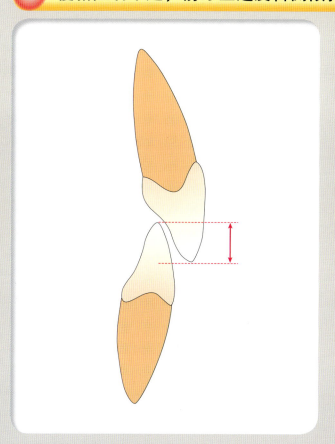

● 前牙区无法压低

不设计压低的牙位（支抗牙）处，由于反作用力会使矫治器有脱套倾向，因而应增加附件等突出物，以便矫治器更好地卡抱牙齿

● 前牙区压低速度过快导致的舌倾过多

↓

暂停隐形矫治器佩戴，利用固定矫治器将前牙适度唇倾后，重新制作矫治器缓慢压低

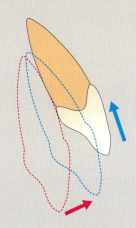

3 后牙区开拾，产生垂直向空隙

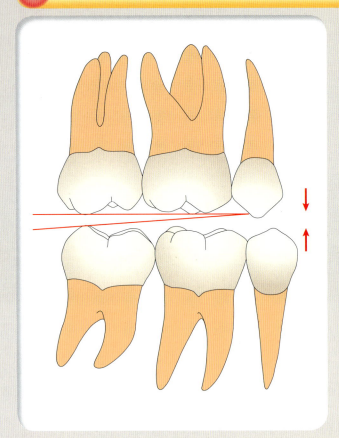

● **后牙区开拾，在垂直向上产生空隙**
（越是严格遵守佩戴时间，咬合力强的人越容易出现）

从最末端磨牙处依次剪断矫治器，伸长牙齿

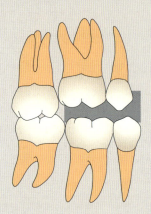

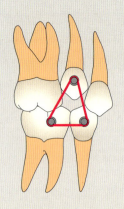

只有一颗牙齿未到达拾面的情况下，在上下颌的3颗牙齿上粘接舌侧扣，使用牵引橡皮筋牵引（同时佩戴隐形矫治器）

4 上颌侧切牙伸长不足

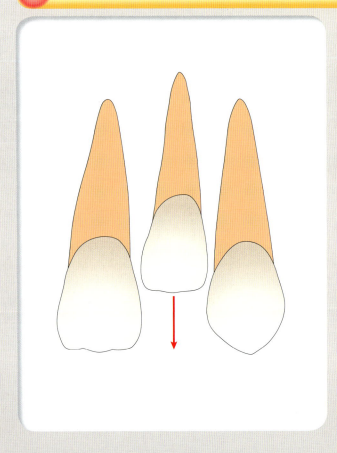

● **上颌侧切牙在垂直向上伸长不足**

侧切牙唇面和舌面粘接舌侧扣，矫治器的唇舌面做较大范围切除，在舌侧扣上挂牵引橡皮筋牵引。牵引橡皮筋跨于矫治器的外侧

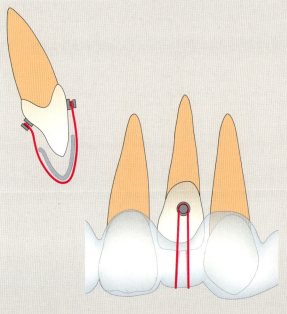

5 锁𬌗未能完全解除

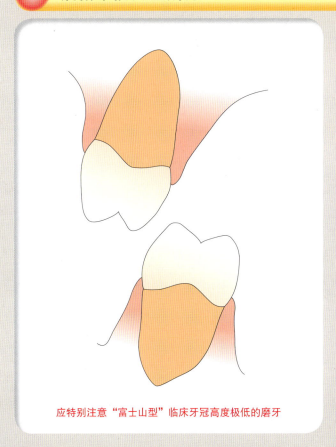

应特别注意"富士山型"临床牙冠高度极低的磨牙

使用𬌗垫或𬌗板抬高咬合后，唇侧和舌侧设置交互牵引

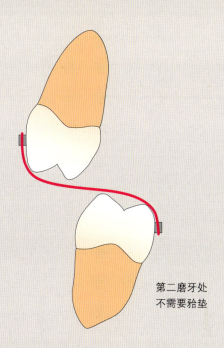

第二磨牙处
不需要𬌗垫

或可采用片段弓纠正

6 下颌位不稳定，咬合感觉异常引起的不适主诉

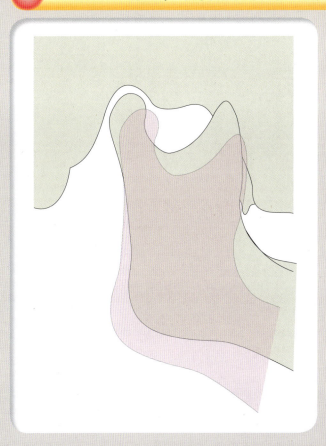

● 下颌位不稳定

↓

确认是否有磨牙近中倾斜等原因引起的早接触，暂停使用矫治器

↓

使用稳定𬌗板（stabilization sprint）调整颌位，以生理性颌位为目标重新设定移动方向

↓

𬌗干扰消失，下颌位复原后重新诊断

● 持续出现较大的下颌位移位（下颌后缩等）

确认是否有髁突吸收等变化，如有出现应定期随访

7 扭转牙矫正缓慢

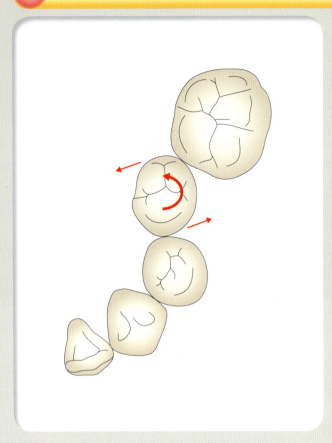

● **扭转牙迟迟无法矫正**

确认是否有足够的间隙用于旋转牙冠，不足时应当适当扩展邻牙间隙

扭转30°以上应灵活运用舌侧扣或片段弓矫正

保持间隙的同时
采用橡皮链牵引

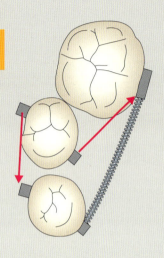

8 严重拥挤导致矫治器无法就位

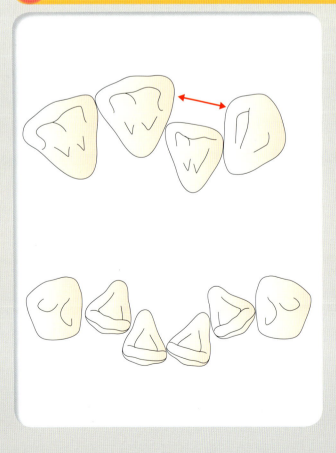

● **严重拥挤导致矫治器无法就位**

拥挤严重时，先移动其他牙位创造间隙
隐形矫治前先采用固定矫治方法稍做移动

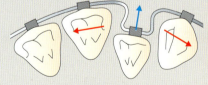

非结扎式托槽
配合约0.3mm
（0.012英寸）
镍钛合金圆丝

● **矫治器戴入时疼痛严重**

矫治器制作时设计缓冲，周围牙齿适当移动后再逐渐贴合

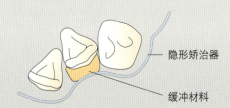

隐形矫治器

缓冲材料

9　上颌牙列远中移动时的副作用

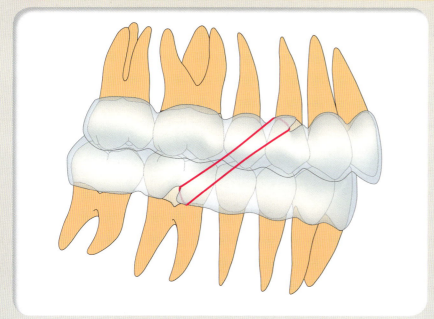

采用颌间牵引（以Ⅱ类牵引为例）

在矫治器上用剪刀做切口时
挂橡皮筋的部分设计在略靠近矫治器外侧

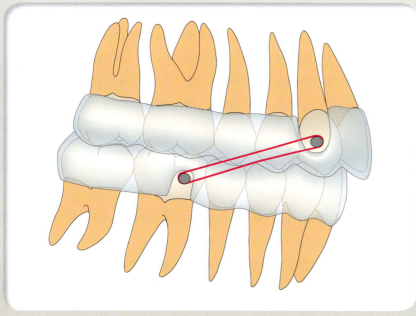

采用舌侧扣时
剪去矫治器上的对应部分。为防止牵引
橡皮筋引起的牙体旋转，下颌第一磨
牙偏近中、上颌侧切牙偏远中处粘接舌
侧扣

10　其他

- 正畸正颌联合治疗时治疗目标的设定错误
- 固定矫治器长时间使用的对应处理

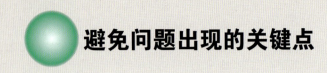

避免问题出现的关键点

牙齿移动的原则

1. 倾斜移动较多时，应仔细确认牙体长轴的方向。

2. 留意牙槽骨的界限。

3. 同时移动全部牙齿是非常危险的。

隐形矫治的特殊性

1. 牙齿形态影响矫治器的抓握力，应有效使用附件。
   过小的附件效果差。

2. 压低移动相对可以顺利进行，伸长移动会发生延迟。

3. 由于𬌗面有材料覆盖，应注意下颌位。

4. 矫治器的形状（边缘位置）对硬度和承重范围的影响较大。
   横向扩弓或前牙区的转矩移动时，边缘较长的矫治器更有效。

5. 远中移动的成功率较高。

避免问题出现的准备工作

1. 准确把握患者的变化，正确拍摄口内照片记录。

2. 让患者遵守矫治器佩戴时间，避免不规律的佩戴。

3. 初学者应避免拔牙病例。

目录

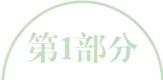

第1部分
无托槽隐形矫治
避免问题出现的关键点

槙 宏太郎

第2部分
无托槽隐形矫治的
问题及补救方法实例

无托槽隐形矫治

避免问题出现的关键点

1 无托槽隐形矫治的牙齿移动特征和注意点

在隐形矫治中，为了避免临床问题的出现，应该根据牙齿移动的机制进行治疗。隐形矫治器可以覆盖全部牙冠，其在移动机制上的优势是可以以面为单位向牙齿施加矫治力。然而，与此同时产生的问题是，矫治力受到矫治器卡抱力的影响。因此，牙齿上粘接的树脂突起（附件）不可缺少。同时还要理解，由于牙冠形状或移动方向的原因，即使使用附件，也不见得能很好地控制牙齿移动。另外，由于隐形矫治器的形状具有覆盖殆面的特征，虽然可以起到殆垫的效果，但在治疗中也存在垂直向施加矫治力过大的风险。

为了提高治疗的可预测性，对于隐形矫治的牙齿移动特征（表），笔者列举了以下几点。

- 实现度高的移动：倾斜移动，磨牙的压低，横向扩弓（设定值的75%~80%），轻度的扭转，磨牙的远中移动（小于2.5mm）。
- 实现度低的移动：磨牙的近中移动，尖牙根尖的远中向移动，前牙区的压低，使用橡皮筋牵引进行的复杂病例的矢状向牙齿移动。
- 拔牙病例中经常出现的、难以预测的情况：下颌磨牙和尖牙向拔牙窝侧倾斜（过山车效应），覆盖增加，前牙区过度舌倾。

表 不同牙齿移动形式的特征和检查重点

	特征	检查重点
前牙区	● 在远中移动中，倾斜移动的可预测性较高，整体移动依赖于隐形矫治器的边缘形状和树脂突起，相对困难 ● 赋予根舌向转矩时，可采用固定矫治器和方丝进行治疗前准备 ● 伸长移动常出现延迟 ● 压低时需要设计咬合导板（bite ramp）	**覆𬌗大** ➡ 远中移动的病例中，难以打开咬合 **覆𬌗小** ➡ 需注意有Ⅲ类倾向时容易复发 **牙体长轴的唇向倾斜** ➡ 内收时应缓慢移动（过快移动容易引起舌向倾斜） **牙体长轴的舌向倾斜** ➡ 应预见到纠正牙体长轴将同时带来覆盖的增大 **严重的牙弓长度不调** ➡ 拔牙的必要性，考虑邻面去釉和横向扩弓的可行性（通常难以获得与拔牙相同的空隙量） **轻微的牙弓长度不调** ➡ 邻面去釉或横向扩弓，有空隙时难度较低但应注意覆𬌗 **下颌前牙区附近的牙槽骨量和骨形态** ➡ 注意防止牙根移出到牙槽骨外
尖牙	● 牙体长轴近中倾斜，根尖位于远中的尖牙更容易远中移动时。向尖牙施加牙根向远中移动的力矩非常困难 ● 快速的远中移动有时会带来过山车效应	**牙体长轴向近中倾斜** ➡ 拔牙病例中，牙体长轴越向近中倾斜（根尖越靠远中）难度越低 **牙体长轴向远中倾斜** ➡ 过山车效应的发生风险较大 **牙冠形态** ➡ 多数病例需要粘接附件。萌出不全的牙齿则难以控制 **位置** ➡ 离拔牙窝越近难度越低，牙齿过于低位或移动距离大时难度高
后牙区	● 前磨牙伸长易发生延迟 ● 30°以内的扭转可以纠正 ● 磨牙可以压低，但伸长移动有时需剪除部分矫治器 ● 远中移动较简单，近中移动因为常引起严重倾斜，属于治疗禁忌 ● 扩弓时，移动量：牙冠：牙根=3：2。应确认牙槽骨的颊舌向宽度	**𬌗曲线较陡** ➡ 不拔牙病例，应注意颊侧的移动量和周围骨量；拔牙病例发生过山车效应的风险大，应避免磨牙的近中移动 **𬌗平面平坦** ➡ 远中移动时应注意下颌角的开大；下颌骨体部宽度足够时也可近中移动 **"富士山型"的牙冠形态** ➡ 需要粘接附件 **树脂等临时修复体** ➡ 矫治器摘戴时容易脱落 **移动速度较快** ➡ 注意倾斜 **移动速度较慢** ➡ 应注意由于咬合关系、下颌位不稳定引起的不适主诉

根据移动形式的特征，满足以下1～3项条件的不拔牙病例的治疗可预测性较高。

①磨牙的位置异常可以通过远中移动纠正到安氏Ⅰ类关系。

②全牙列的拥挤可以通过远中移动，横向扩弓和邻面去釉解决。

③前牙区的位置异常可以通过唇舌向倾斜移动解决。

即使是满足这些条件的病例，也经常需要使用颌间牵引为前牙区远中移动加强支抗，或者在横向扩弓时过矫治等手段以达到治疗效果。

虽然不太推荐使用隐形矫治进行拔牙矫治，但如能满足以下1～4项条件，也可以治疗。

①后牙区的位置异常可以通过远中移动纠正到安氏Ⅰ类关系，或者可以通过横向扩弓获得正常覆盖关系。

②尖牙的牙体长轴近中倾斜，根尖位于远中。

③后牙区无须进行近中移动（呈安氏Ⅰ类关系或略呈安氏Ⅲ类关系）。

④覆𬌗的增加或减少处于可控的范围内。

临床经验尚浅的医生应注意上述条件，慎重选择病例。计算机模拟动画中未能预测到的情况在拔牙病例中更加容易出现。在拔牙病例中，难度更大的是需要磨牙近中移动的病例和尖牙牙体长轴远中倾斜的病例。目前，对于非正畸专科医生来说，这类病例被认为是治疗禁忌。其最主要的原因是目前的计算机模拟动画并非严格基于生物力学的模拟。

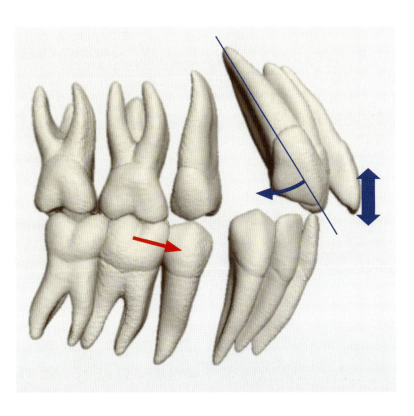

治疗可预测性高的病例

不拔牙病例

- 有充分的间隙。
- 远中移动、横向扩弓、改变牙弓形态,通过邻面去釉改善前突或拥挤。
- 固定矫治器治疗后的精细调整。
- 不需要过度旋转和大量垂直向控制的情况。

※除上述病例外,使用固定矫治器可能导致牙周疾病加重,或固定矫治器无法使用的情况也是适应证。

拔牙病例

- 尖牙的根尖位于远中,牙根移动距离较少。
- 前牙区唇倾度较大。
- 殆曲线平缓。
- 后牙区不需要近中移动。
- 患者接受附件的使用。
- 患者可以接受必要时使用片段弓。
- 可以配合使用颌间牵引、支抗钉。

治疗可预测性低的病例

拔牙病例

- 尖牙的根尖位于近中,前牙区已经存在较大舌倾的情况(在牙槽骨内将根尖向想要移动的方向施加力矩较为困难)。
- 殆曲线较大的情况(隐形矫治器难以控制前磨牙,易出现伸长延迟、后牙近中倾斜)。
- 磨牙需要长距离近中移动(特别是下颌磨牙容易向近中倾斜,是治疗禁忌)。
- 不接受附件的患者(无法强化抓握力,矫治力无法传达到牙齿)。
- 不愿配合使用颌间牵引等(无法增强支抗,设计的移动无法完成)。
- 有颞下颌关节病的既往史,下颌位不稳定(上下牙弓的近远中相对位置不稳定,颌骨移动方向不确定)。
- 患者不愿使用片段弓或支抗钉(拔牙病例中,特别是治疗中需严密控制牙体长轴的倾斜或转矩,应使用支抗钉或托槽等装置增强支抗)。

本部分作者:慎 宏太郎

无托槽隐形矫治的

问题及补救方法实例

病例 1
部分矫正后牙体长轴控制不佳的拔牙病例

初诊时状态

32岁，女性

主诉：前牙区拥挤

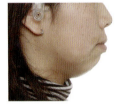
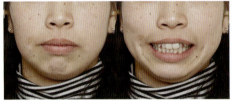

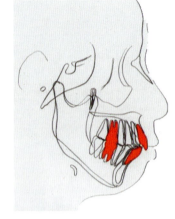

SNA	79.4	（-1）
SNB	72.8	（-2）
ANB	6.6	（+2）
FMA	43.3	
FMIA	43.2	
IMPA	100.1	
U1 to FH	109.2	（-1）
L1 to Md.pl	100.1	（+1）
Gonial	124.7	（+1）
Ramus	91.8	（+2）

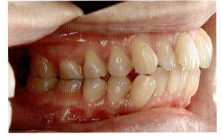
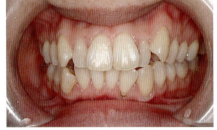
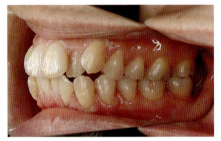

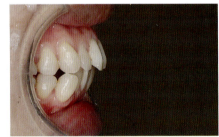
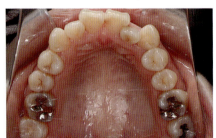
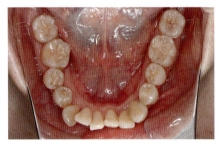

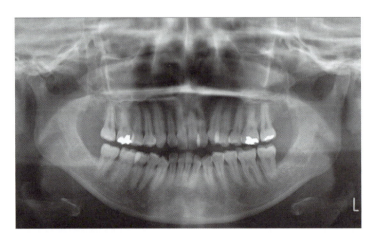

初诊时概况

现病史	无特殊	覆盖	+4.5mm
既往史	20年前颞下颌关节弹响→使用𬌗垫后弹响消失	覆𬌗	+2.0mm
		牙弓长度不调	上颌-3.5mm，下颌-2.0mm
不良习惯	咬下唇	面型	侧面凸面型，正面存在变形
先天异常	无特殊	口唇形态	上下唇正常
家族史	无特殊	前牙Bolton指数	77.9%（-1）
Hellman牙龄	ⅣA	全牙Bolton指数	92.5%（+1）
牙弓形态	上颌为U字形，下颌为方圆形		

诊断

骨性Ⅱ类，安氏Ⅱ类1分类，前牙区拥挤

问题列表

1. 下颌生长不足引起的骨性Ⅱ类
2. 安氏Ⅱ类1分类
3. 上下颌前牙区拥挤，2̲与2̅反覆盖
4. 上颌中线左偏
5. 下颌中线右偏

治疗计划

1. 4̲|4̲ 、4̅|4̅ 拔除
2. 隐形矫治器治疗
3. 保持

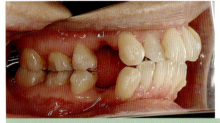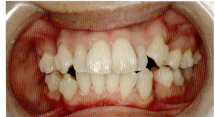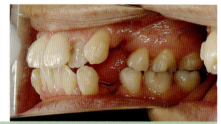

#0/54

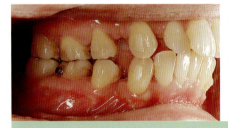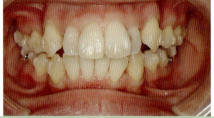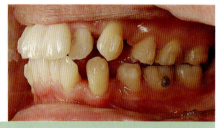

#22/54

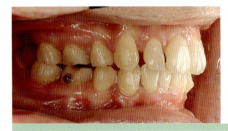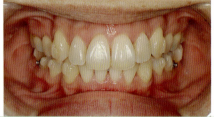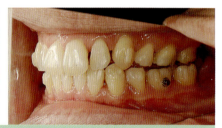

#43/54

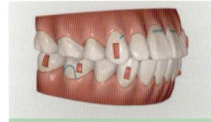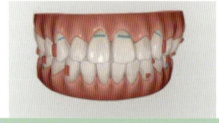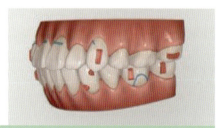

#54/54　计算机模拟动画

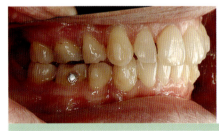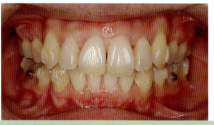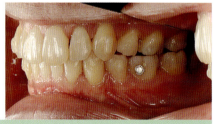

#54/54

上下颌尖牙牙体长轴近中倾斜，是隐形矫治器远中移动的适应证。但本病例的右侧是需要上颌磨牙远中移动或下颌磨牙近中移动。虽然使用了Ⅱ类牵引，但是仍然出现了上颌右侧后牙区近中倾斜、下颌前牙迅速舌倾、覆𬌗变大等问题。

！失败原因

- 托槽矫正中，前牙区远中移动时需要增加根舌向转矩（为避免牙体长轴过于向远中倾斜而施加的矫治力）而控制倾斜。隐形矫治器治疗时，难以增加转矩（根本上是由于计算机模拟动画设计的问题）。

- 另外，下颌后牙区近中移动时，由于拔牙窝骨量恢复不足，产生下颌前牙倾斜和支抗丢失。

补救措施

- 使用非结扎式托槽的片段弓纠正倾斜后，再使用隐形矫治器尝试磨牙远中移动。

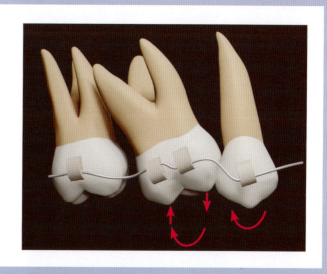

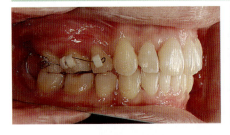
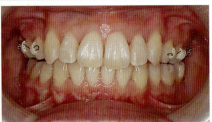
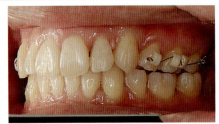

右侧　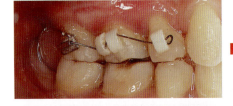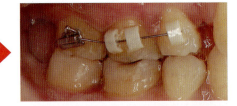

左侧　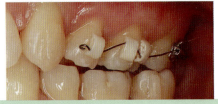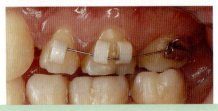

765 | 567　粘接托槽，开始片段弓治疗

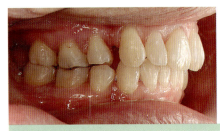
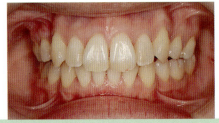
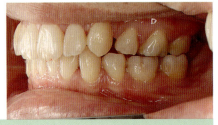

#0/58　过山车效应改善后，重新开始隐形矫治器治疗

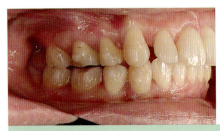
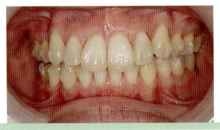
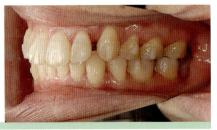

#46/58 → #58/58的治疗经过

保持

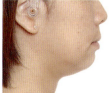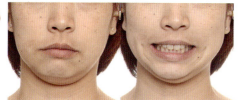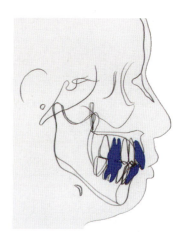

SNA	79.9	（−1）
SNB	73.9	（−2）
ANB	5.9	（+2）
FMA	35.6	（+2）
FMIA	55.8	（+1）
IMPA	88.5	（−2）
U1 to FH	105.2	（−2）
L1 to Md.pl	88.5	（−2）
Gonial	124.4	（+1）
Ramus	91.2	（+1）

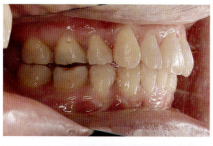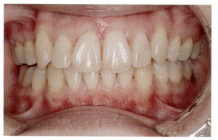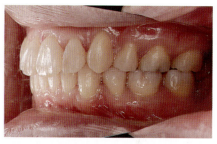

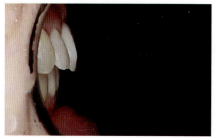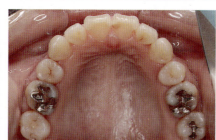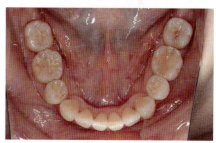

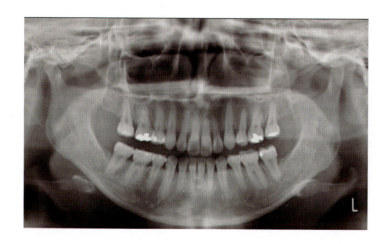

本病例作者：槙 宏太郎

病例 2

隐形矫治中出现与下颌位有关不适主诉的病例

初诊时状态

39岁，女性

主诉：前牙区拥挤，上颌尖牙低位唇向错位

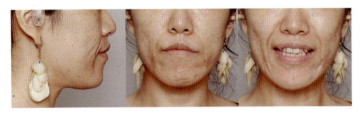

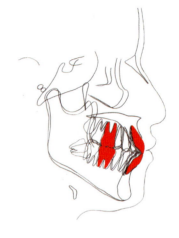

SNA	82.7（+1）
SNB	77.6（−1）
ANB	5.0（+1）
FMA	24.5（−1）
FMIA	61.7（+2）
IMPA	93.8（−1）
U1 to FH	116.2（+1）
L1 to Md.pl	93.8（−1）
Gonial	121.2（−1）
Ramus	83.2（−1）

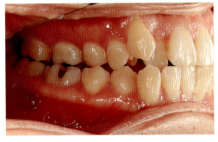
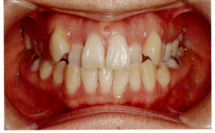
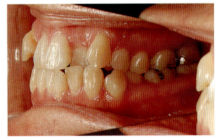

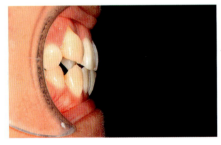
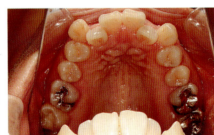
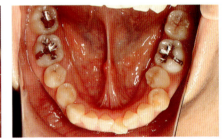

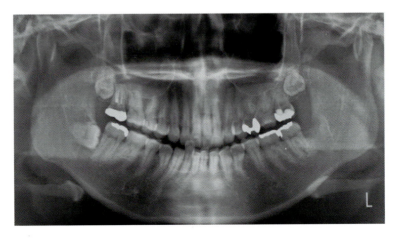

初诊时概况

现病史	无特殊	覆盖	+0mm
既往史	季节性花粉过敏，抑郁症（服药中），金属过敏（耳钉），药物过敏（止痛药）	覆𬌗	+1.0mm
		牙弓长度不调	上颌−11.5mm，下颌−3.0mm
不良习惯	无特殊	面型	侧面直面型
先天异常	无特殊	口唇形态	上下唇正常
家族史	母亲牙列拥挤	前牙Bolton指数	78.5%（−1）
Hellman牙龄	Ⅳ C	全牙Bolton指数	92.1%（+1）
牙弓形态	上下颌均为U字形		

诊断

骨性Ⅰ类，安氏Ⅱ类，上颌尖牙低位唇向错位

问题列表

1. 骨性Ⅰ类
2. 安氏Ⅱ类
3. 上颌尖牙低位唇向错位
4. 下颌前牙区舌倾
5. 上颌中线右偏（1.0mm）
6. 下颌中线左偏（2.0mm）

治疗计划

1. 上颌采用Porter型扩弓装置扩弓（译者注：U型曲扩大装置）
2. 4|4、4|4 拔除
3. 上下颌固定矫治器治疗
4. 隐形矫治器治疗
5. 片段弓治疗
6. 保持

第一次隐形矫治器治疗（使用固定矫治器后）

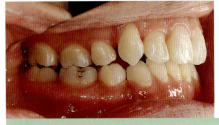 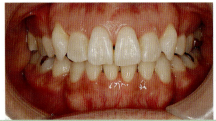 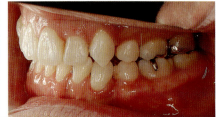

使用至#27/56（1年），联合Ⅱ类牵引

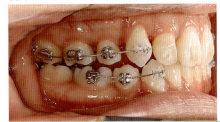 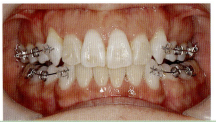 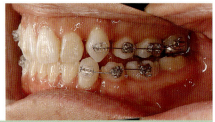

采用片段弓进行磨牙近中移动

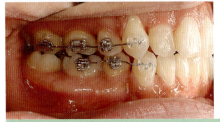 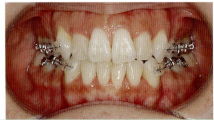 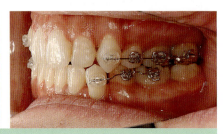

片段弓和隐形矫治器的联合使用（#27/56部分剪切后作为暂时保持器使用）

重启第一次

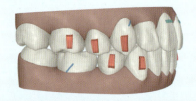 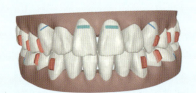 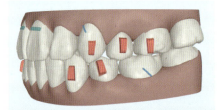

#56/56　计算机模拟动画

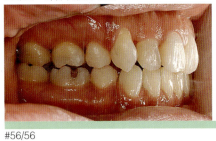 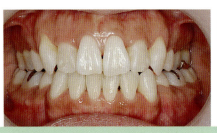 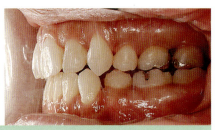

#56/56

重启完成后

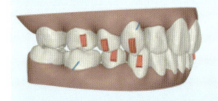 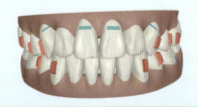 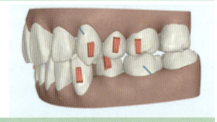

计算机模拟动画从#0/53使用至#47/53

本病例的陷阱

采用无托槽隐形矫治器治疗拔牙病例时，经常会发生牙体长轴控制不良，邻牙向拔牙窝倾斜，即过山车效应。本病例虽然是拔牙病例，但由于使用固定矫治器关闭部分间隙后，才更换至隐形矫治器，所以牙体长轴的控制并不困难。然而，严重的过山车效应发生后，采用片段弓直立磨牙和近中移动花费了大量时间。

另外，长时间咬合接触不良，隐形矫治器覆盖骀面导致颌位不安定性增加，上前牙快速舌倾导致下颌被压向后方，患者多次反馈"咬不到""没办法长时间戴牙套"等。

！失败原因

● 隐形矫治中牙齿移动速度过快，发生过山车效应后，使用片段弓也未能充分控制后牙区的牙体长轴。

● 由于骀面覆盖隐形矫治器带来牙周膜介导的神经肌肉系统的不安定，从而导致颌位无法确定。本病例患者有抑郁症既往史，急剧的咬合关系变化可能会导致牙周膜的过度敏感，故应考虑更缓和的治疗方案。

补救措施

● 使用骀板确认颌位是否合适，同时调磨隐形矫治器的骀面部分。

● 治疗接近尾声时，将隐形矫治器材料更换为非吸水性的、更薄、更硬的材料，分3个阶段进行0.5mm左右的缓慢移动（译者注：降低材料厚度，减少由于覆盖骀面导致的咬合抬高量，选用更硬的材料防止材料变薄后咬合力引起的矫治器破裂）。

● 保持阶段继续使用骀面经过调磨的隐形矫治器。

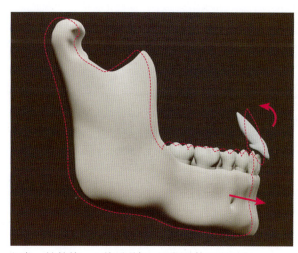

红色：补救前，上前牙舌倾，下颌整体压向后方
白色：补救后，使上前牙唇倾，引导颌位回到原来的位置

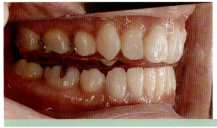 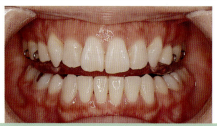 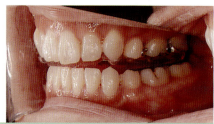

颈肩区肌肉疼痛，上前牙区戴入𬌗垫确认颌位

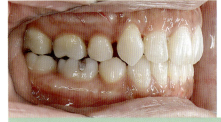 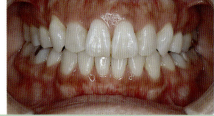 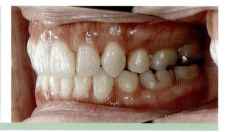

开始佩戴较薄的硬质隐形矫治器

随访观察

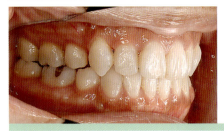 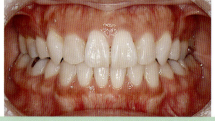 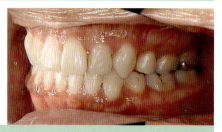

保持，随访观察

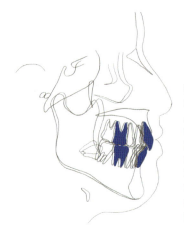

SNA	82.7（+1）
SNB	74.6（−2）
ANB	8.1（+3）
FMA	29.0（+1）
FMIA	60.5（+1）
IMPA	90.6（−1）
U1 to FH	97.8（−3）
L1 to Md.pl	90.6（−1）
Gonial	121.1（−1）
Ramus	87.7（+）

本病例作者：槙 宏太郎

病例 3
上颌磨牙近中移动时难以控制牙体长轴倾斜的病例

初诊时状态

13岁，女性
主诉：牙列拥挤

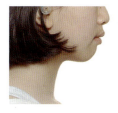
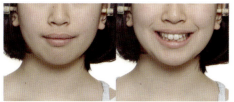

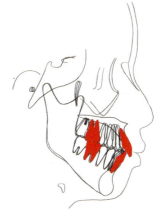

SNA	85.5	(+1)
SNB	80.8	(+1)
ANB	4.8	
FMA	36.8	(+2)
FMIA	60.2	(+1)
IMPA	83.0	(−3)
U1 to FH	113.8	(+1)
L1 to Md.pl	83.0	(−3)
Gonial	134.2	(+3)
Ramus	82.6	(−1)

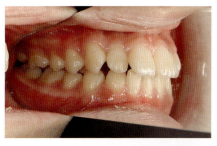
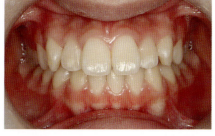
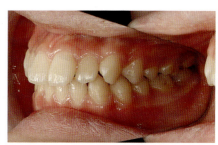

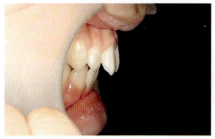
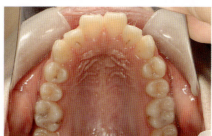
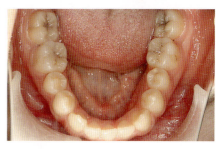

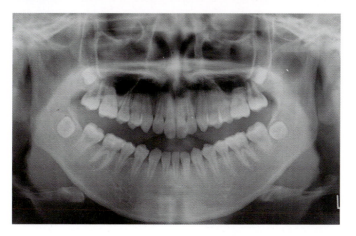

初诊时概况

现病史	过敏（猫、杉树）	覆盖	+5.5mm
既往史	无特殊	覆𬌗	+3.0mm
不良习惯	咬指甲（11岁前）	牙弓长度不调	上颌−6.0mm，下颌−0.5mm
先天异常	无特殊	面型	侧面凸面型
家族史	过敏（猫、杉树）	口唇形态	上下唇正常
Hellman牙龄	Ⅳ A	前牙Bolton指数	61.5%（−3）
牙弓形态	上下颌均为U字形	全牙Bolton指数	81.7%（−3）

诊断

骨性Ⅰ类，安氏Ⅲ类，上颌前突倾向，⌐2 先天缺失，深覆𬌗

问题列表

1. 骨性Ⅰ类
2. 安氏Ⅲ类
3. ⌐2 先天缺失
4. 深覆𬌗

治疗计划

1. 4⌐4 拔除
2. 隐形矫治器治疗
3. 保持

第一次隐形矫治器治疗（3年）

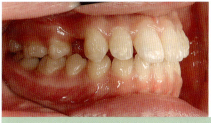 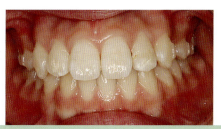 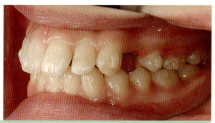

#1/51

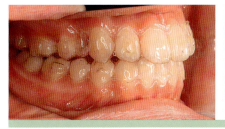 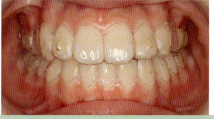 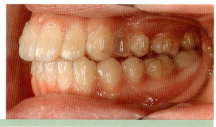

#20/51

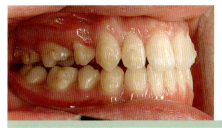 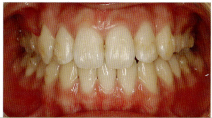 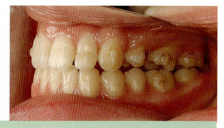

#31/51

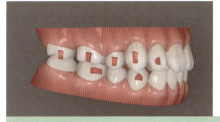 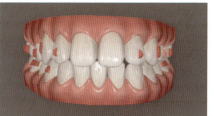 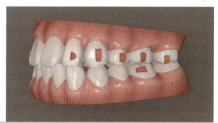

#47/51　计算机模拟动画

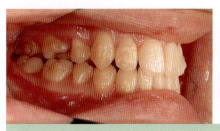 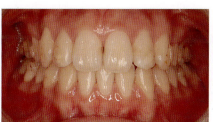 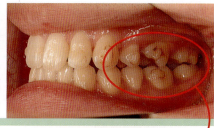

#47/51

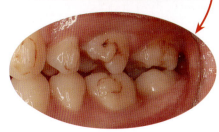

本病例的陷阱

随着近中移动，上颌磨牙从第20步就已经出现近中倾斜，但未重启而选择继续使用矫治器结果导致严重的倾斜。

⚠ 失败原因

- 本病例为拔牙病例，且需要进行磨牙的长距离近中移动。本病例选择隐形矫治器治疗，存在诊断上的问题。另外，治疗过程中未能早期发现磨牙的倾斜，导致倾斜加重。

↻ 补救措施

- 使用非结扎式托槽的片段弓尝试竖直磨牙（如果 6|6 处粘接2个托槽，其治疗会效率更高，但单个托槽也可以达到快速竖直的效果）。
- 重启后，托槽可作为附件使用。

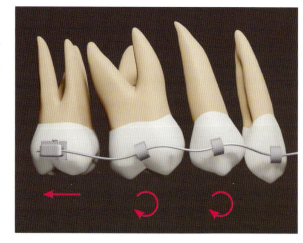

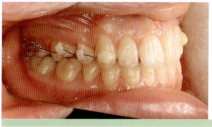 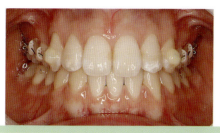 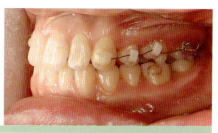

仅在上颌后牙区粘接托槽,直立磨牙(.012 Ni-Ti丝)

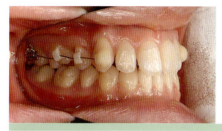 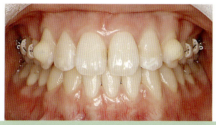 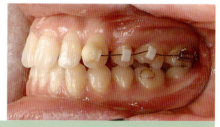

更换为.014Ni-Ti丝

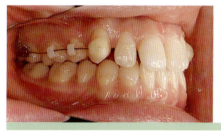 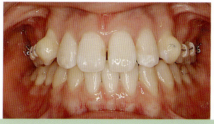 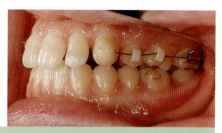

更换为.016Ni-Ti丝

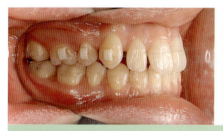 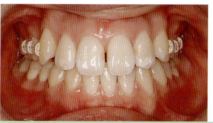 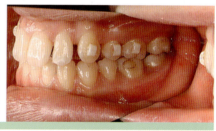

重启 #1/28

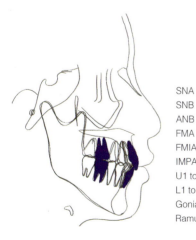

SNA	85.2(+1)
SNB	80.6(+1)
ANB	4.7
FMA	37.2(+2)
FMIA	58.7(+1)
IMPA	84.1
U1 to FH	99.1(−3)
L1 to Md.pl	84.1(−3)
Gonial	132.1(+3)
Ramus	85.0(−1)

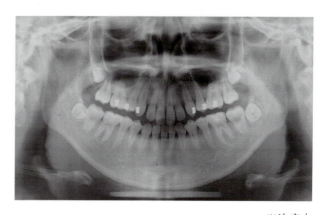

※治疗中

本病例作者:中纳治久、槙 宏太郎

病例 **4**

关闭拔牙间隙时磨牙发生倾斜、无法咬合的病例

初诊时状态

24岁，女性

主诉：咬合问题

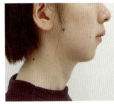
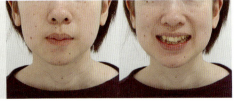

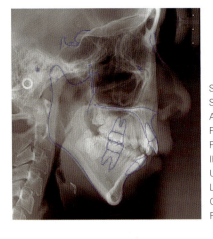

SNA	81.1
SNB	72.5
ANB	8.6
FMA	46.7
FMIA	38.1
IMPA	95.2
U1 to FH	107.0
L1 to Md.pl	95.2
Gonial	132.2
Ramus	94.5

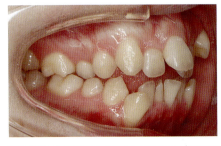
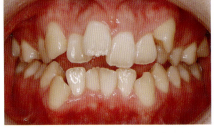
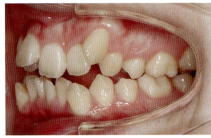

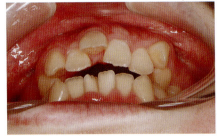
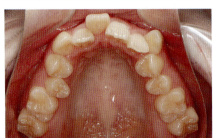
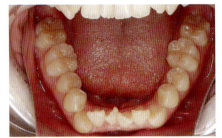

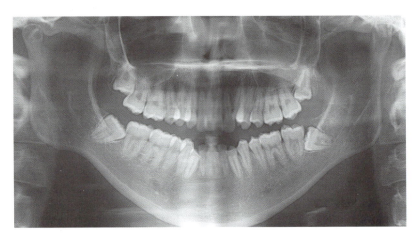

初诊时概况

现病史	无特殊	覆盖	+9.0mm（右侧），+1.0mm（左侧）
既往史	无特殊		
不良习惯	无特殊	覆𬌗	–3.0mm（右侧），±0.0mm（左侧）
先天异常	无特殊		
家族史	无特殊	牙弓长度不调	上颌–10.0mm，下颌–8.0mm
Hellman牙龄	IV A	面型	侧面直面型，正面长面型
牙弓形态	上下颌均为V字形	口唇形态	上下唇紧张
		前牙Bolton指数	77.0%（–1）
		全牙Bolton指数	90.5%（–1）

诊断

安氏 I 类，上下颌牙性前突，前牙开𬌗

问题列表

1. 上下颌牙性前突
2. 下颌后下方旋转引起的骨性 II 类
3. 前牙开𬌗
4. 严重拥挤
5. 1| 牙体长轴正常位置，|1 舌倾
6. 下颌中线右偏（2.0mm）

治疗计划

1. 4|4 、4|4 、8|8 、8|8 拔除
2. 隐形矫治器治疗（先进行 3|3 、3|3 的远中移动和 5|5 、5|5 的近中移动，在 2|2 、2|2 远中间隙打开后再移动切牙，改善拥挤。通过磨牙近中移动2.5mm关闭间隙，最大限度抑制上前牙舌倾）
3. 保持

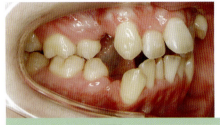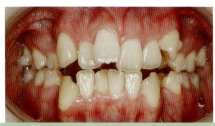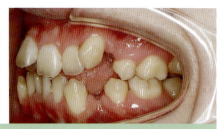

#5/44　为方便 3|、3|3 处的矫治器摘戴，不粘接附件开始牙齿移动

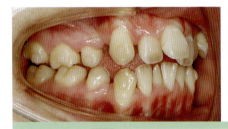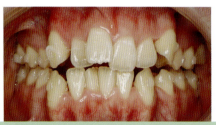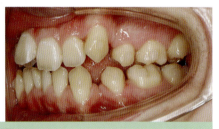

#15/44　5|5、5|5 矫治器不贴合。由于从这一步开始进行前牙移动和磨牙近中移动，3|、3|3 粘接附件

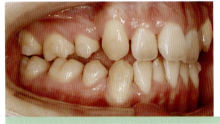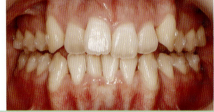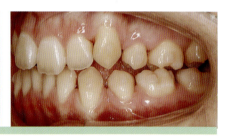

#24/44　磨牙近中倾斜，后牙区进一步开𬌗

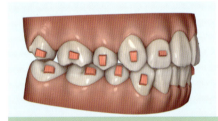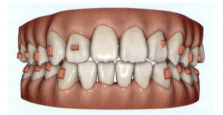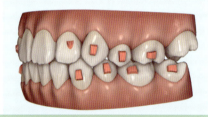

#32/44　计算机模拟动画

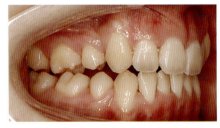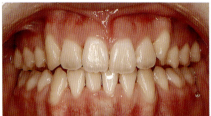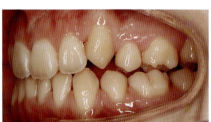

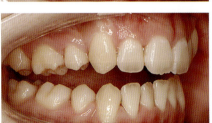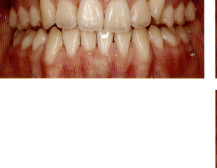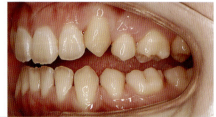

#32/44　由于后牙区开𬌗更加明显，制作追加矫治器。非咬合时可见Spee曲线深

原定 3̲、3̲|3 从第1步开始粘接垂直矩形附件，但由于矫治器摘戴困难，且 3|3̲、3̲|3 原本近中倾斜，考虑通过尖牙的倾斜移动进行远中移动时不使用附件也影响较小，故未粘接附件就开始牙齿移动。随后以无附件的状态进行到第14步。

虽然考虑到关闭拔牙间隙时，前牙伸长同时舌向移动产生的过山车效应刚好可以利用于前牙的开𬌗改善，但过山车效应比预想中严重，导致上下前牙早接触和后牙区近中倾斜，出现后牙区开𬌗。

！失败原因

- 由于尖牙处未粘接附件，远中移动时牙长轴控制不佳。
- 为了关闭拔牙间隙，建立了将原本近中倾斜状态的 5̲|5、5̲|5 近中移动的力学系统，因此 5̲|5、5̲|5 更加容易近中倾斜。正确的处理是 5̲|5、5̲|5 应在近中移动前直立。
- 1̲ 覆盖大，加入了15°冠舌向转矩。舌向移动的上中切牙应尽可能减少冠舌向转矩。

补救措施

- 5̲|5、6̲|6 处粘接舌侧扣和颌间牵引，使上颌后牙区远中倾斜。为控制设置颌间牵引牙齿的牙冠倾斜，粘接水平矩形附件。
- 上颌前牙区的隐形矫治器设计12°冠唇向转矩，后牙区咬合关系确立后再行前牙区舌向移动。

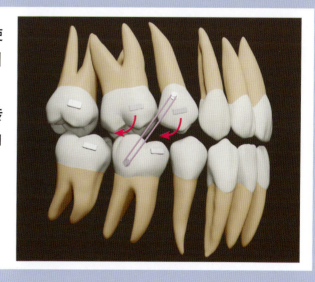

补救技巧

■ 第二次隐形矫治器治疗（1年3个月）

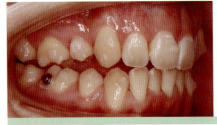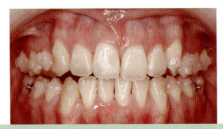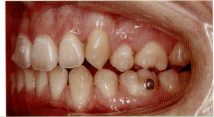

#6/47　5|5、6|6 处粘接舌侧扣和颌间牵引

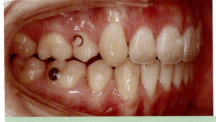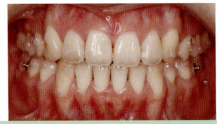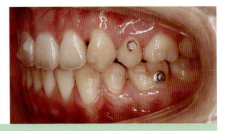

#42/47　上颌后牙区远中倾斜后略呈Ⅲ类关系

■ 第三次隐形矫治器治疗（5个月）

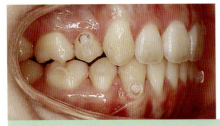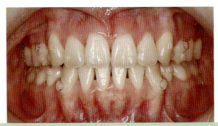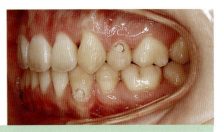

#6/19　5|5、3|3 设置Ⅲ类牵引，远中移动下牙列

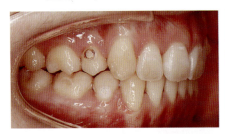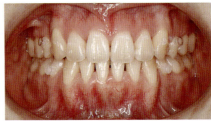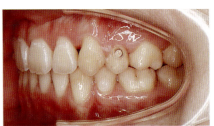

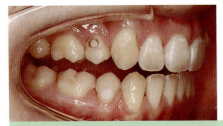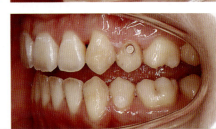

#12/19　为达成前磨牙的紧密咬合，5|5、5|5 设置颌间牵引。𬌗平面变平坦

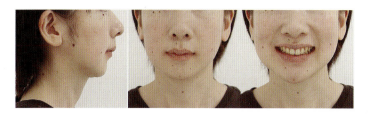

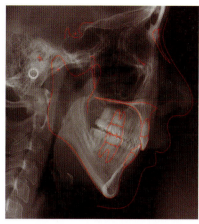

SNA	81.0
SNB	72.5
ANB	8.5
FMA	45.2
FMIA	44.1
IMPA	77.8
U1 to FH	83.1
L1 to Md.pl	77.8
Gonial	132.1
Ramus	93.1

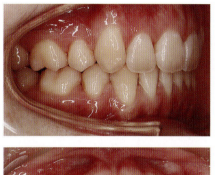
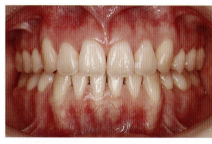
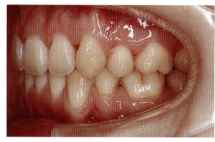

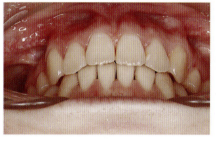
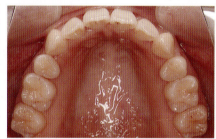
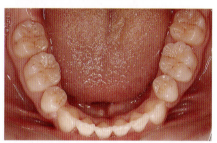

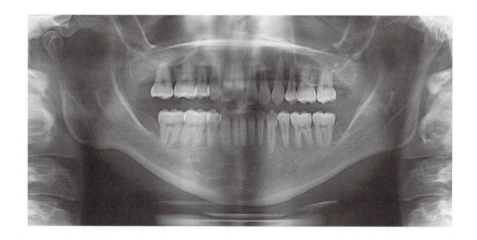

本病例作者：窪田正宏

病例 5

单侧磨牙咬合关系难以改善的拔牙病例

初诊时状态

16岁，女性

主诉：前牙开𬌗

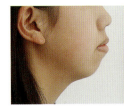
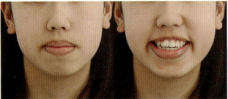
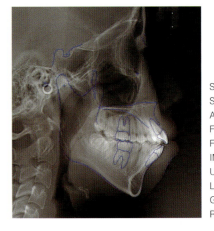

SNA	82.3
SNB	76.9
ANB	5.5
FMA	35.9
FMIA	42.9
IMPA	101.2
U1 to FH	119.0
L1 to Md.pl	101.2
Gonial	122.1
Ramus	93.8

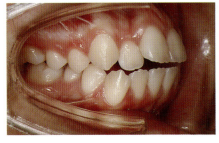
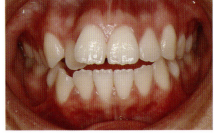
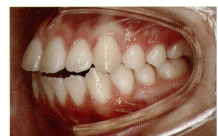

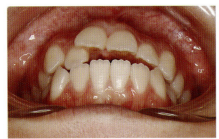
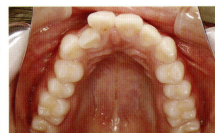
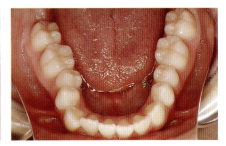

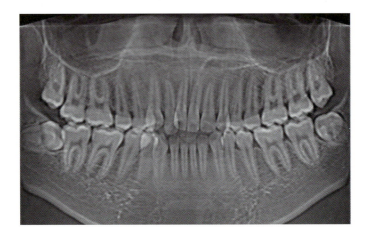

初诊时概况

现病史	颞下颌关节病（有弹响，无疼痛史）CO–CR 2mm	覆盖	+2.0mm
		覆𬌗	–1.5mm
既往史	无特殊	牙弓长度不调	上颌–2.5mm，下颌–2.0mm
不良习惯	无特殊	面型	侧面凸面型，正面长面型
先天异常	无特殊	口唇形态	上下唇松弛
家族史	无特殊	前牙Bolton指数	75.3%（–2）
Hellman牙龄	IV A	全牙Bolton指数	90.9%（–1）
牙弓形态	上颌V字形，下颌U字形		

诊断

右侧安氏Ⅲ类倾向，左侧安氏Ⅰ类，上下颌牙性前突

问题列表

1. 下颌后下方旋转引起的骨性Ⅱ类
2. 右侧安氏Ⅲ类倾向，左侧安氏Ⅰ类
3. 上下颌前牙唇倾
4. 前牙开𬌗
5. 上颌中线右偏（1.0mm）
6. 下颌右侧后牙区舌侧倾斜，5̲与5̲锁𬌗

治疗计划

1. 8̲|8̲ 、8̲|8̲ 、4̲|4̲ 、4̲|4̲ 拔除
2. 隐形矫治器治疗（上颌右侧磨牙近中移动0.5mm以获得Ⅰ类关系，尖牙和切牙交替进行舌向移动，尖牙移动量达到拔牙间隙1/3后移动切牙）
3. 保持

第一次隐形矫治器治疗（1年9个月）

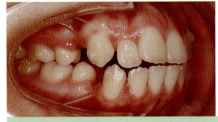 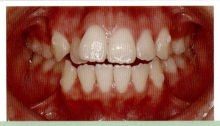 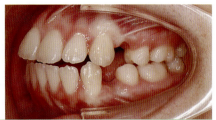

#6/69　上颌右侧后牙区的近中移动和 <u>3|3</u> 、 3|3 的远中移动

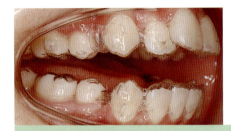 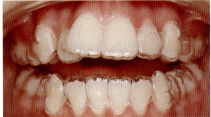 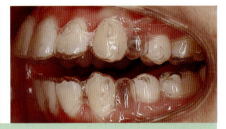

#12/69　下颌前牙区不贴合

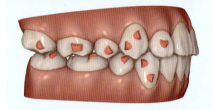 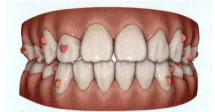 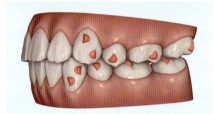

#69/69　计算机模拟动画

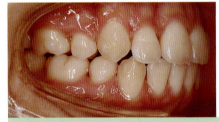 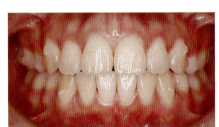 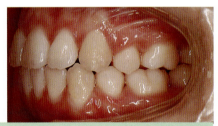

#69/69　右侧的Ⅲ类关系未能改善，同时可见中线偏斜

重启（6个月）

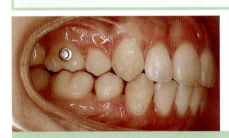 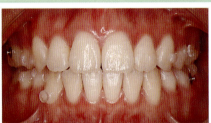 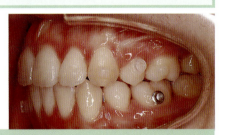

#12/23　分别在右侧和左侧使用Ⅲ类和Ⅱ类牵引，上下颌中线逐渐对齐

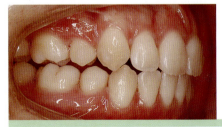 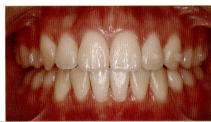 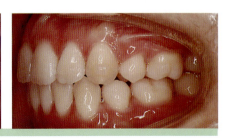

#22/23　上下颌中线虽对齐，但下颌右侧后牙区舌向倾斜，覆𬌗变大

本病例的陷阱

第一次隐形矫治器的治疗中，根据第12步时已经出现下颌前牙区不贴合，可以判断患者有较严重的伸舌习惯。然而，由于未使用颌间牵引增强支抗，在下颌右侧后牙区间隙关闭过程中出现支抗丢失，磨牙近中移动。因此，右侧的Ⅲ类关系未能改善，右侧后牙区覆盖和上下颌中线的改善也不充分。

重启后联合使用Ⅲ类牵引，设计了右侧下牙弓的远中移动。近远中的咬合关系虽有改善，但直接设置Ⅲ类牵引的下颌尖牙受到冠舌向转矩的影响，出现尖牙后方的牙齿舌倾，磨牙覆盖未能改善，导致颌位不稳定。

！失败原因

- 对于存在伸舌习惯的患者，下颌后牙区支抗丢失的对策不够充分。

- 颌间牵引使用时，应慎重考虑采用舌侧扣还是直接挂在矫治器上。牙冠高度大的尖牙牙颈部处由于舌侧扣的粘接导致颌间牵引的垂直向量变大，牙冠舌向倾斜。因此，应该在矫治器的下颌尖牙区边缘处设置精密切割，直接挂颌间牵引。

补救措施

- 采用追加矫治器减小右侧后牙区覆盖，设计过矫治至覆盖小于理想状态。

- 5̄|颊侧和6̄|舌侧粘接舌侧扣，并积极联合使用交叉牵引减小覆盖。随后，在隐形矫治器的|3̄处设置精密切割，在5̄|、|3̄和3̄|、|5̄使用颌间牵引，精调上下颌双侧后牙区的咬合关系。

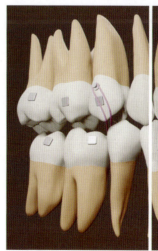 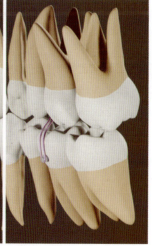

颊侧   舌侧

补救技巧

■ 第三次隐形矫治器治疗（2个月）

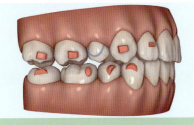 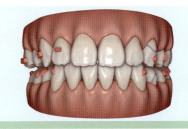 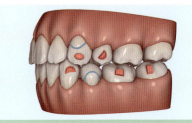

#1/9　计算机模拟动画。蓝线表示隐形矫治器制作时的切除部位，以便在牙面上粘接舌侧扣

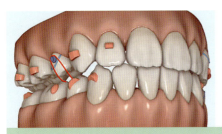 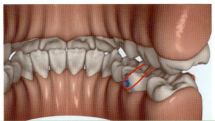

右侧 5| 颊侧和 6| 舌侧粘接舌侧扣，使用交互牵引，将下颌后牙区向颊侧倾斜

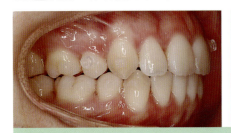 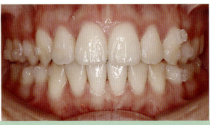 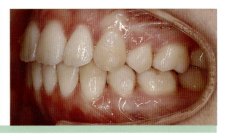

#6/9　右侧后牙区覆盖减小，矫治器 3| 处设置精密切割，在 5|、3| 和 |3、|5 使用颌间牵引

主动治疗完成

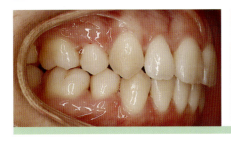 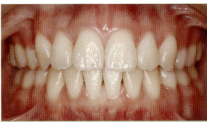 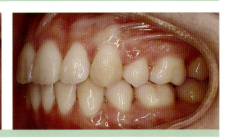

保持

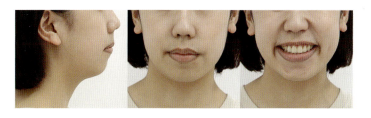

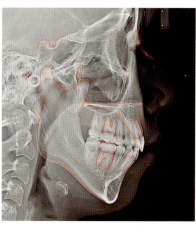

SNA	82.3
SNB	76.0
ANB	6.3
FMA	37.8
FMIA	57.0
IMPA	85.2
U1 to FH	101.8
L1 to Md.pl	85.2
Gonial	122.0
Ramus	95.8

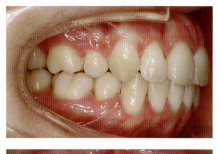
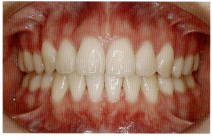
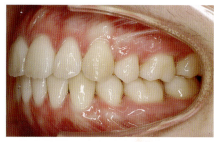

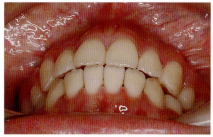
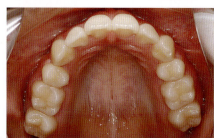
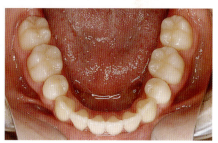

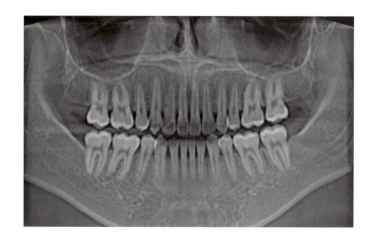

本病例作者：窪田正宏

病例 6

使用固定矫治器和交互牵引改善锁殆的病例

初诊时状态

33岁，女性
主诉：前牙拥挤

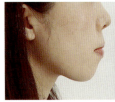
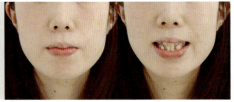

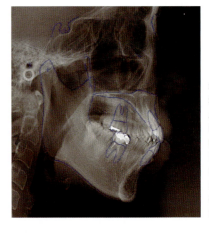

SNA	79.2
SNB	74.4
ANB	4.8
FMA	34.0
FMIA	46.3
IMPA	99.7
U1 to FH	108.1
L1 to Md.pl	99.7
Gonial	122.0
Ramus	92.1

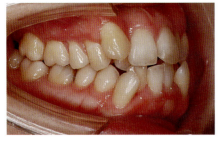
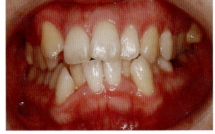
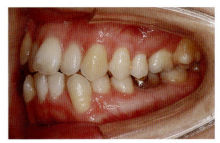
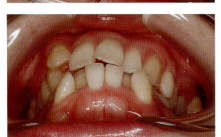
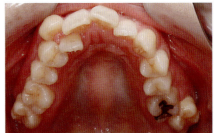
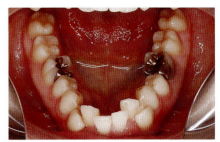

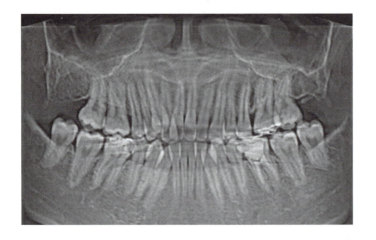

初诊时概况

现病史	无特殊	覆盖	±0.0mm（右侧），+1.0mm（左侧）
既往史	无特殊	覆𬌗	±0.0mm（右侧），+1.0mm（左侧）
不良习惯	无特殊		
先天异常	无特殊	牙弓长度不调	上颌−12.0mm，下颌−8.0mm
家族史	无特殊	面型	侧面凸面型，正面长面型
Hellman牙龄	Ⅳ A	口唇形态	上下唇正常
牙弓形态	上下颌均为V字形	前牙Bolton指数	80.9%（+2）
		全牙Bolton指数	92.6%（+1）

诊断

骨性Ⅱ类，右侧安氏Ⅰ类，左侧安氏Ⅲ类，上下颌牙性前突

问题列表

1. 下颌后下方旋转引起的骨性Ⅱ类
2. 右侧安氏Ⅰ类，左侧安氏Ⅲ类
3. 上下颌牙弓狭窄引起的严重拥挤
4. 上颌中线右偏（4.0mm）
5. |7 颊向错位引起的锁𬌗

治疗计划

1. 8|8 、 4|4 、 4|4 拔除
2. 隐形矫治器治疗（ |5 6 近中移动2.5mm的同时 |7 舌向移动。尖牙远中移动结束后再行前牙移动以关闭间隙）
3. 保持

第一次隐形矫治器治疗（9个月）

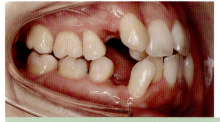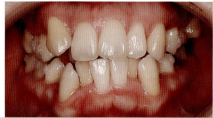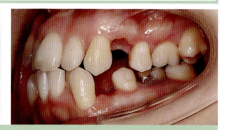

#4/53　3|3 、3|3 的远中移动

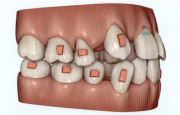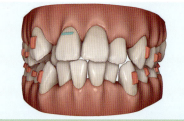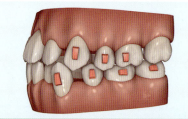

#23/53　计算机模拟动画

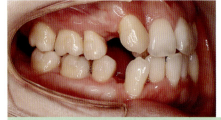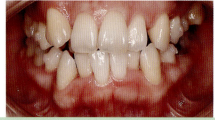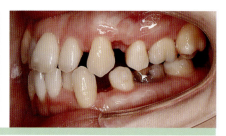

#23/53　|6 近中倾斜，|7 与7| 锁𬌗未能改善

重启（10个月）

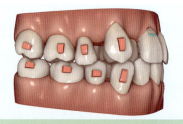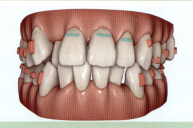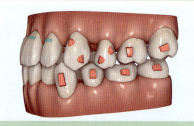

#6/32　计算机模拟动画

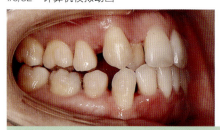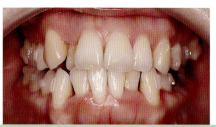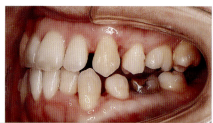

#6/32　锁𬌗未改善，|6 近中倾斜更明显。右侧后牙区无法咬合

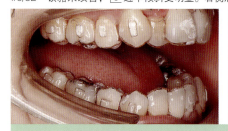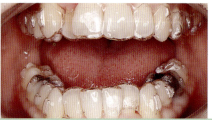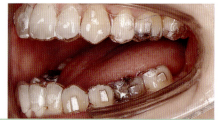

#12/32　上颌左侧磨牙矫治器不贴合

由于左侧安氏Ⅲ类关系，制订了 4|4 、 4|4 拔除后近中移动上颌左侧磨牙达成Ⅰ类关系的治疗计划。然而， |6 近中移动时出现矫治器的贴合状态不佳，牙齿近中倾斜。

另外，制订了通过 7| 的舌向移动改善 7| 与 |7 锁𬌗的治疗计划，本来在第23步时应完全改善锁𬌗。隐形矫治器 |7 部位渐渐不贴合，锁𬌗未能改善。根据 |7 牙冠大且牙冠高度也较大，错误判断矫治器无须附件也有足够的抓握力。

通过隐形矫治器近中移动磨牙时，牙冠易发生倾斜。本病例中，相比 |7 的不贴合，更要考虑 |6 的贴合不佳在促进其近中倾斜上起到的作用。

！失败原因

- |7 牙冠大且牙冠高度也较大，过于相信矫治器无须附件也有足够的抓握力。
- 通常来说，磨牙的牙周膜面积大，移动较慢。本病例中 |6 与 |7 有着较大范围的面接触，比其他牙齿移动困难。应延长矫治器的更换时间至2周左右，耐心等待磨牙的移动。

补救措施

- |567 粘接托槽，采用片段弓直立 |6 ，舌向移动 |7 。
- 矫治器的 |7 部分剪除， |56 颊侧大面积剪除后继续使用。
- 锁𬌗改善后，制作追加矫治器，间隙关闭的同时上下颌后牙区设置颌间牵引，改善同部位咬合关系。

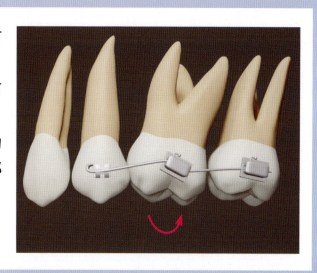

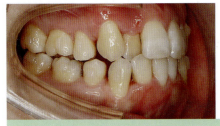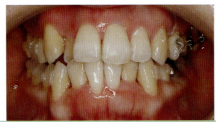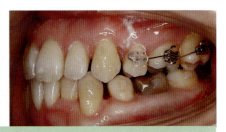

#12/32 |567 粘接托槽

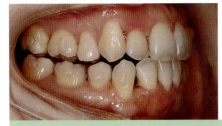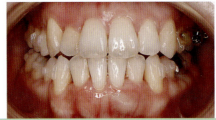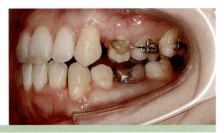

#25/32   由于锁𬌗未能改善，在|6 远中切断片段弓，|7 舌侧粘接舌侧扣后与|7 颊面管间进行交互牵引

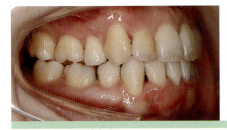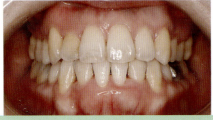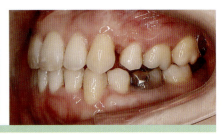

#32/32   锁𬌗得到改善

■ 第三次隐形矫治器治疗（8个月）

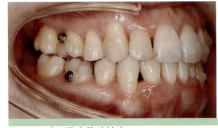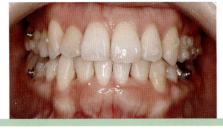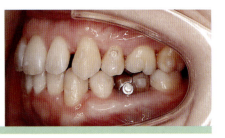

#17/29 |3 远中移动结束

■ 第四次隐形矫治器治疗（4个月）

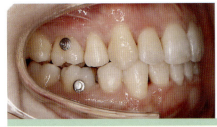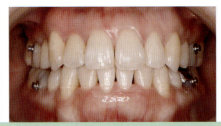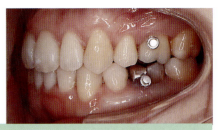

#11/15   上下颌间隙关闭，咬合关系良好

保持

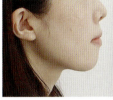
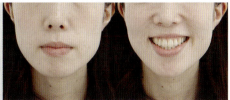
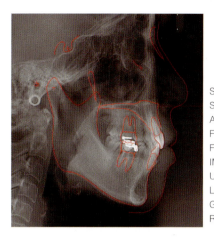

SNA	79.1
SNB	74.9
ANB	4.2
FMA	33.2
FMIA	56.0
IMPA	90.8
U1 to FH	102.4
L1 to Md.pl	90.8
Gonial	121.7
Ramus	91.5

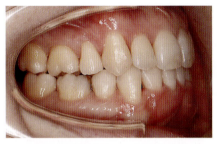
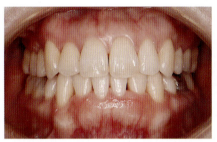
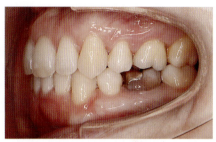
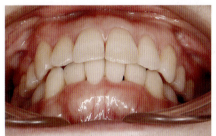
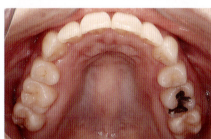
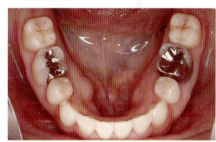

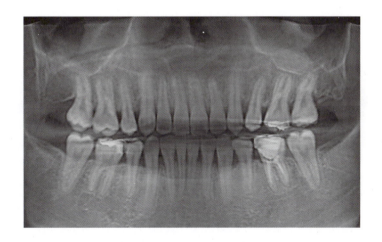

本病例作者：窪田正宏

病例 7

结合片段弓不拔牙治疗前牙区拥挤和 7̄ 埋伏的病例

初诊时状态

20岁，男性

主诉：上颌前牙区拥挤

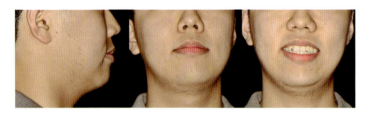

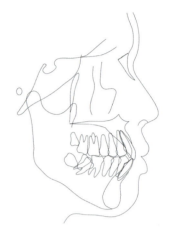

SNA	81.4
SNB	78.4
ANB	3.0（+1）
FMA	26.2
FMIA	57.3（-1）
IMPA	96.4（+1）
U1 to FH	114.8
L1 to Md.pl	96.4（+1）
Gonial	120.2
Ramus	49.3（-1）

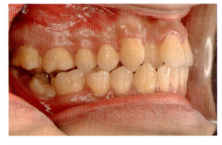
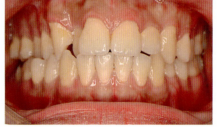
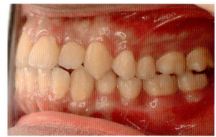

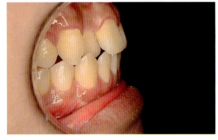
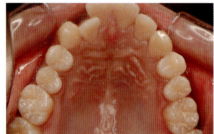
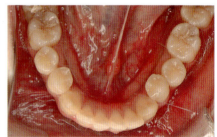

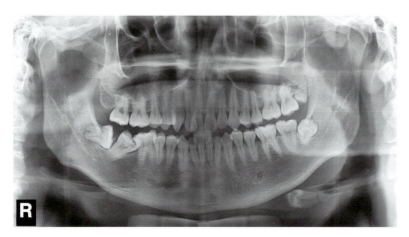

初诊时概况

现病史	无特殊	覆盖	+1.5mm
既往史	无特殊	覆𬌗	+1.0mm
不良习惯	无特殊	牙弓长度不调	上颌−2.5mm，下颌−1.5mm
先天异常	无特殊	面型	侧面直面型，正面左右对称
家族史	无特殊	口唇形态	上下唇正常
Hellman牙龄	ⅣA	前牙Bolton指数	79.5%（+1）
牙弓形态	上下颌均为V字形	全牙Bolton指数	92.1%（+1）

诊断

骨性Ⅰ类，安氏Ⅰ类，前牙区拥挤，7̅|埋伏

问题列表

1. 牙弓狭窄
2. 右侧后牙区反覆盖
3. 下颌前牙区唇倾
4. 上颌中线右偏
5. 8̅7̅|埋伏

治疗计划

1. 8̅|拔除，下颌右侧后牙区采用片段弓牵引并直立埋伏牙7̅|（患者拒绝拔牙）
2. 隐形矫治器治疗（扩弓，改善拥挤和右侧后牙区的反覆盖）
3. 保持

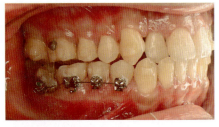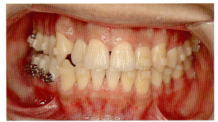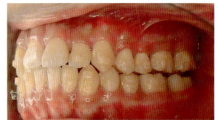

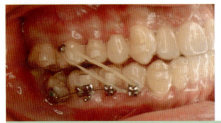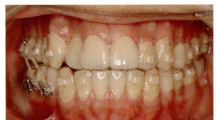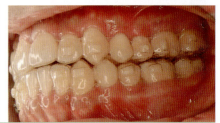

#16/29　直立 7̲ 时，联合使用托槽与隐形矫治器

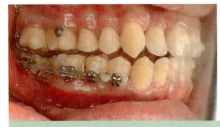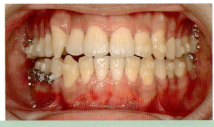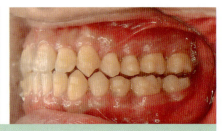

#27/29　在片段弓上弯制L型曲（L loop），6̲ 和 4̲ 处悬挂颌间牵引

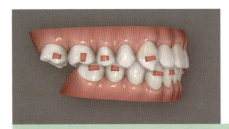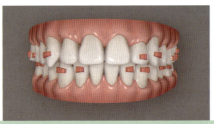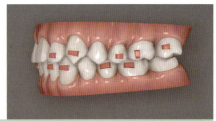

#29/29　计算机模拟动画

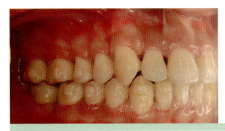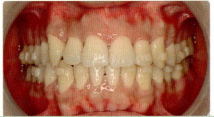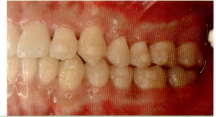

#29/29

本病例的陷阱

患者侧面像良好，全景片可见 7| 远中存在空间。因此，设计 |8 拔牙后托槽和隐形矫治器联合使用，直立 7|，上下颌扩弓并增加邻面去釉，考虑作为简单病例开始治疗。虽向患者说明了埋伏牙 7| 直立时 |8 拔除的必要性，但由于患者强烈要求保留，故在保留 |8 的情况下开始治疗。埋伏牙 7|、|8 的存在，增加了治疗难度。

!失败原因

● 牵引并直立埋伏牙 7| 时未能拔除 |8（患者拒绝拔牙）。

补救措施

● 中线偏斜，|2 与 2| 间悬挂斜行牵引。

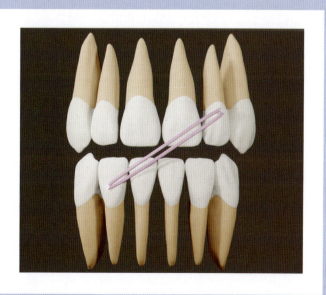

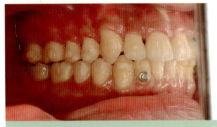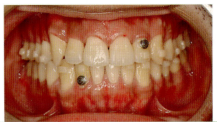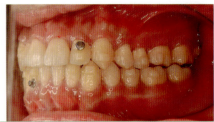

#20/23　使用斜行牵引改善中线偏斜

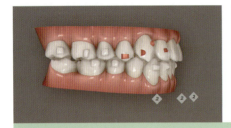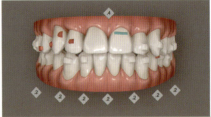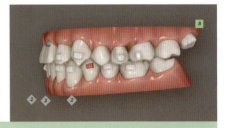

#23/23　计算机模拟动画

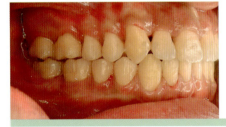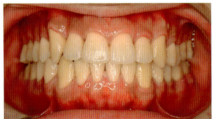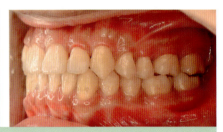

#23/23

保持

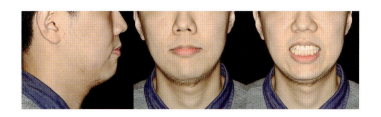

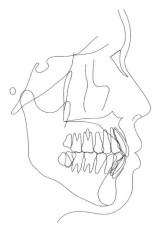

SNA	80.3
SNB	77.6
ANB	2.7
FMA	26.8
FMIA	58.5
IMPA	94.6（+1）
U1 to FH	115.2
L1 to Md.pl	94.6（+1）
Gonial	123.0
Ramus	49.1（-1）

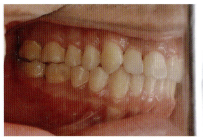
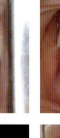
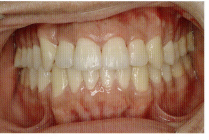
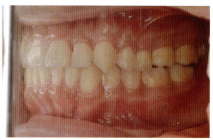

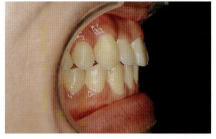
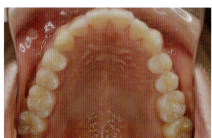
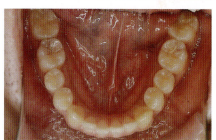

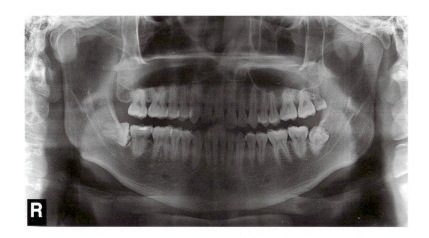

本病例作者：陈健豪

病例 8

单独使用隐形矫治器补救双颌前突的拔牙病例

初诊时状态

21岁，女性

主诉：嘴唇前突

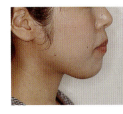
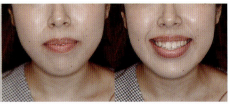

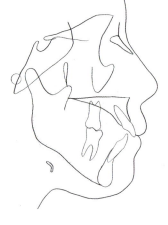

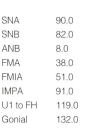

SNA	90.0
SNB	82.0
ANB	8.0
FMA	38.0
FMIA	51.0
IMPA	91.0
U1 to FH	119.0
Gonial	132.0

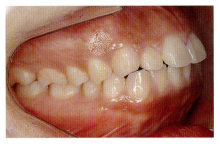
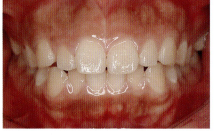
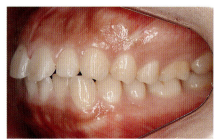

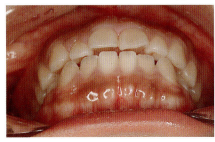
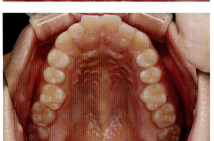
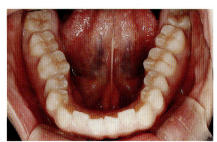

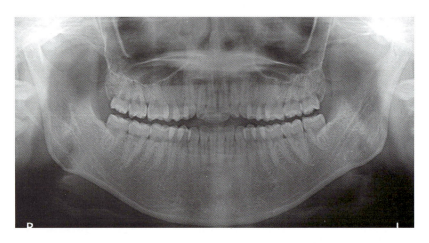

初诊时概况

现病史	无特殊	覆盖	—
既往史	无特殊	覆𬌗	—
不良习惯	无特殊	牙弓长度不调	—
先天异常	无特殊	面型	—
家族史	无特殊	口唇形态	—
Hellman牙龄	IV A	前牙Bolton指数	—
牙弓形态	上下颌均为U字形	全牙Bolton指数	—

诊断

安氏 I 类，上下颌牙性前突

问题列表

1. 临床牙冠短
2. 上颌前牙唇倾
3. 下颌前牙唇倾
4. 磨牙磨耗

治疗计划

1. $\underline{8|8}$、$\overline{8|8}$ 作为支抗使用

2. $\underline{4|4}$、拔除 $\overline{4|4}$

3. 隐形矫治器治疗（由于临床牙冠短，设置附件增加矫治器的抓握力。设计小桥体确保拔牙间隙近远中的抓握力）

4. 保持

第一次隐形矫治器治疗

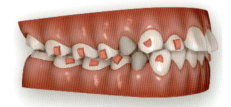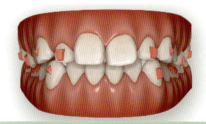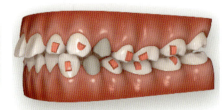

#3/74　计算机模拟动画

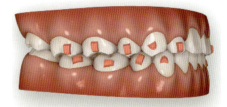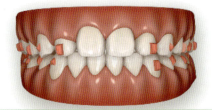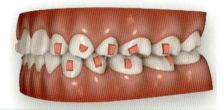

#74/74　计算机模拟动画

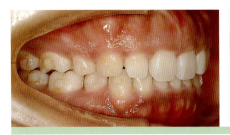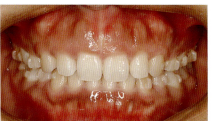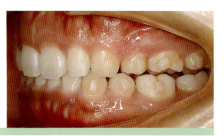

#74/74

隐形矫治的难易度

满足以下条件越多难度越高：

- ·患者依从性不佳。
- ·尖牙–第二前磨牙间距离长（第一前磨牙拔牙的病例）。
- ·前牙区拥挤少。
- ·拔牙间隙近远中邻牙的根尖方向背离拔牙间隙。
- ·临床牙冠短。
- ·临床牙冠外形突度小。
- ·牙根长。
- ·深覆𬌗。
- ·后牙区咬合不紧密。

隐形矫治中，拔牙病例的治疗难度较大。其理由是由于过山车效应，前牙区转矩丢失，后牙区近中向舌侧倾斜，引起覆𬌗增大、后牙区开𬌗。

！失败原因

● 前牙区转矩丢失，发生舌向倾斜移动而不是整体移动。牙体相对伸长，产生上下颌前牙区早接触（如能将第三磨牙纳入后牙区支抗，后牙区的近中倾斜可以减小）。

补救措施

● 设计过矫治进行上下颌前牙区压低，去除咬合干扰。利用前牙区压低时的反作用力，伸长前磨牙。过矫治阶段前磨牙区的贴合度可能变差，必要时利用第一次治疗时的附件增加抓握力。

※如附件没有大的缺损或边角圆钝，则可以保留以增加抓握力。

● 唇向倾斜上颌前牙的同时，关闭间隙。

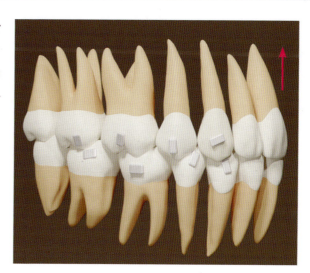

补救技巧

■ 第二次隐形矫治器治疗

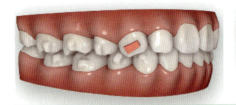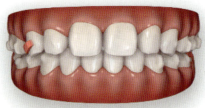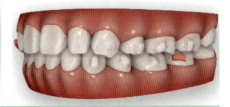

#18/18　计算机模拟动画

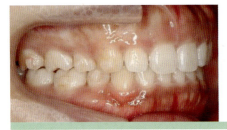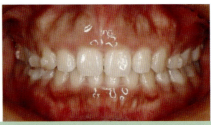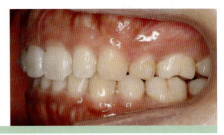

#18/18

■ 第三次隐形矫治器治疗

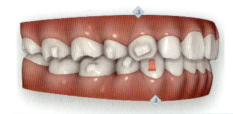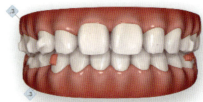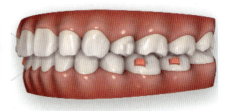

#8/8　关闭间隙，精调

※隐形矫治器治疗中拔牙间隙难以关闭时，可以采用虚拟C-chain功能进行过矫治，或者省略原计划中的邻面去釉。

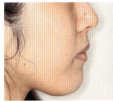
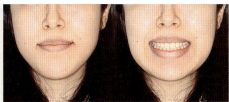

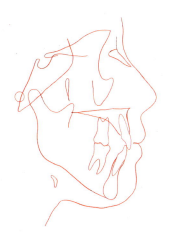

SNA	89.0
SNB	81.0
ANB	8.0
FMA	39.0
FMIA	58.5
IMPA	82.5
U1 to FH	96.5
Gonial	132.0

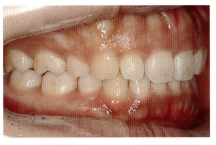
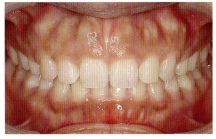
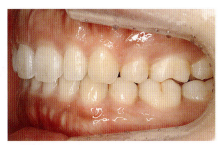

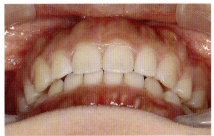
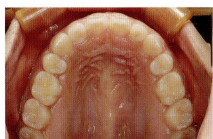
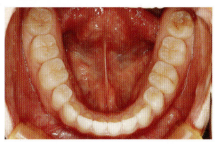

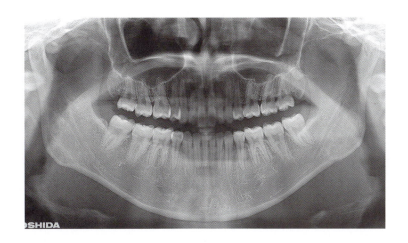

本病例作者：尾崎桂三

病例 9
治疗下颌前牙区严重拥挤时发生牙龈退缩的补救病例

初诊时状态

21岁，男性

主诉：下前牙区拥挤

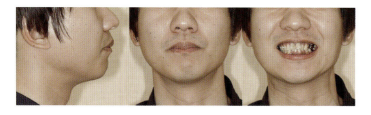

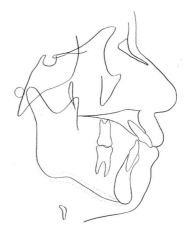

SNA	83.0
SNB	77.0
ANB	6.0
FMA	26.0
FMIA	64.5
IMPA	89.5
U1 to FH	125.0
Gonial	116.0

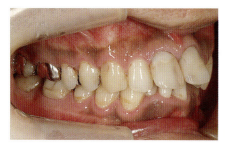
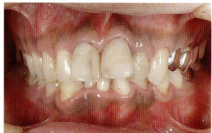
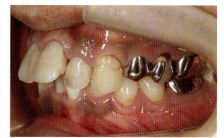

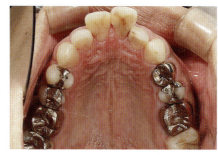
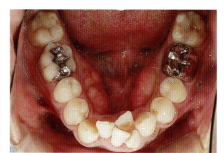

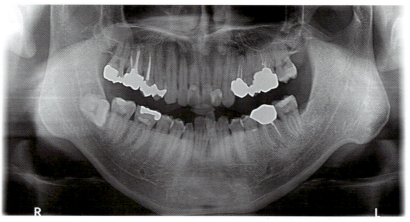

初诊时概况

现病史	无特殊	覆盖	—
既往史	充填治疗后的牙齿较多	覆𬌗	—
不良习惯	无特殊	牙弓长度不调	—
先天异常	无特殊	面型	侧面直面型
家族史	无特殊	口唇形态	—
Hellman牙龄	Ⅳ A	前牙Bolton指数	78.5%（+1）
牙弓形态	上下颌均为V字形	全牙Bolton指数	—

诊断

安氏Ⅰ类，前牙区严重拥挤

问题列表

1. 下前牙区严重拥挤

2. 牙弓狭窄

3. 充填、修复治疗后的牙齿较多

4. 深覆𬌗

5. 上下颌中线不一致

治疗计划

1. 隐形矫治器治疗（采用不拔牙的治疗计划改善拥挤，须设置附件的牙面金属部分预制倒凹）

2. 重新行修复治疗

3. 保持

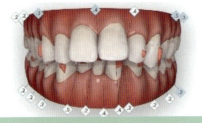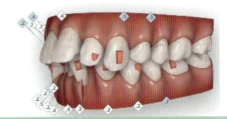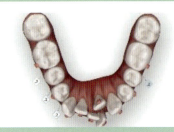

#11/48　计算机模拟动画

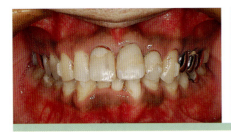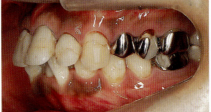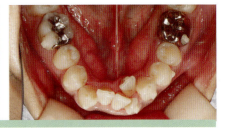

#11/48

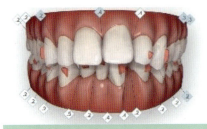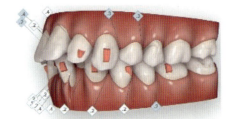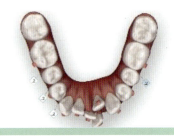

#16/48　计算机模拟动画

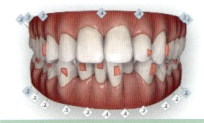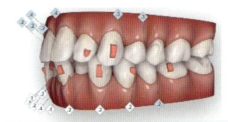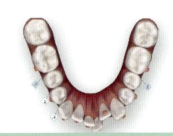

#32/48　计算机模拟动画

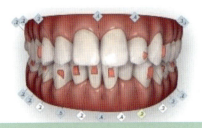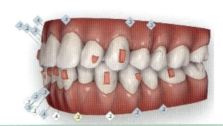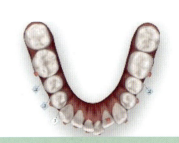

#41/48　计算机模拟动画

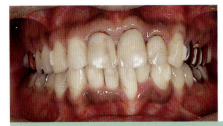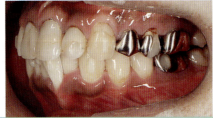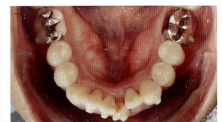

#41/48　由于「1 出现牙龈退缩，追加矫治器治疗

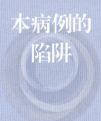

本病例的陷阱

　　本病例为安氏Ⅰ类，前牙Bolton指数正常，侧面像也没有前突。据此制订了不拔牙治疗计划，并在计算机模拟动画上设计下前牙不超出牙槽骨界限的治疗方案。然而，第41步时1̄出现牙龈退缩后，重新检查计算机模拟动画发现，包括1̄在内的下前牙区发生了往复运动（超出牙槽骨界限）。既然治疗前已经发现牙龈退缩倾向，即使是进行了正确的邻面去釉，这样的治疗计划也不能认为是妥当的。

⚠ 失败原因

- 下前牙唇向倾斜后再行舌向移动（往复运动）的治疗计划未能实现。
- 未能掌握下前牙区牙槽骨的三维形状。

补救措施

- 通过追加矫治器去除往复运动，注意1̄不可再比当前位置更向唇侧移动（掌握牙槽骨形状，拍摄CBCT是一种有效的方式）。
- 若牙龈退缩加重，可行邻面去釉，并在追加矫治器中增加1̄的根舌向转矩。

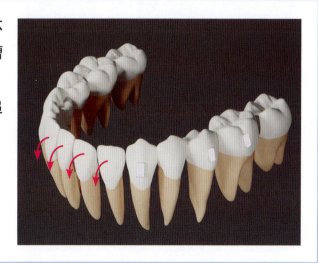

■ 第二次隐形矫治器治疗

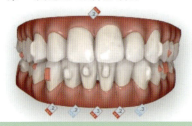 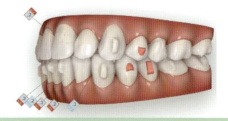 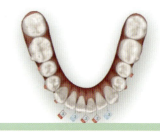

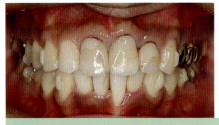 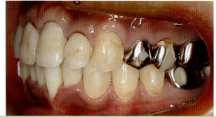 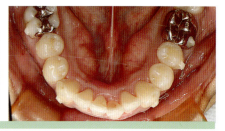

#19/19

■ 第三次隐形矫治器治疗

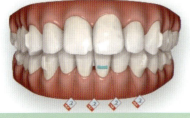 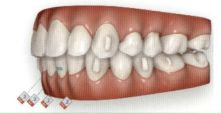 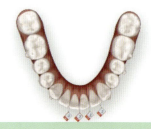

#15/15　精调，改善⎡1 牙龈退缩

主动治疗结束

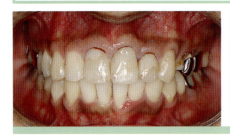 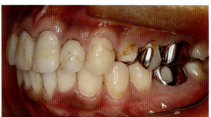 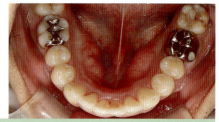

重新进行修复治疗

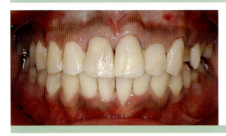 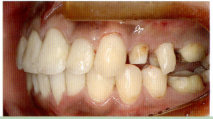 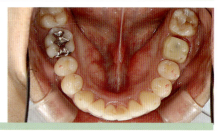

保持

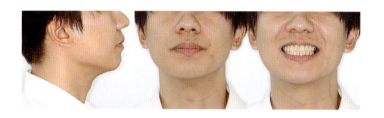

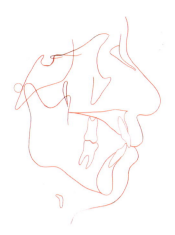

SNA	82.5
SNB	76.0
ANB	5.5
FMA	26.5
FMIA	48.5
IMPA	105.0
U1 to FH	106.0
Gonial	116.0

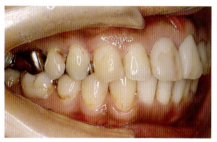
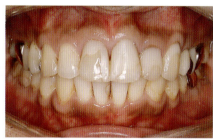
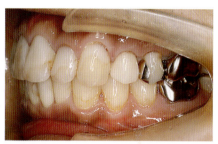

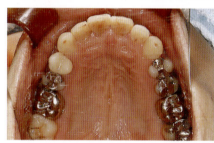
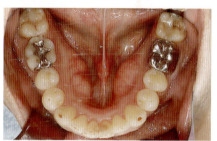

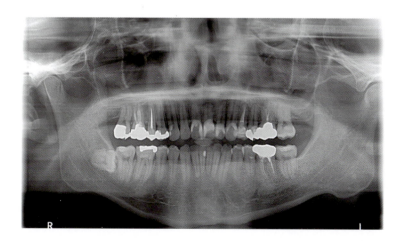

本病例作者：尾崎桂三

病例 **10**

唇侧低位的上颌尖牙在隐形矫治过程中发生牙根暴露的病例

初诊时状态

17岁，女性

主诉：3| 错位

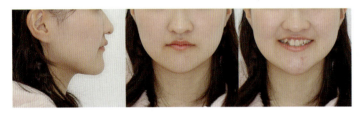

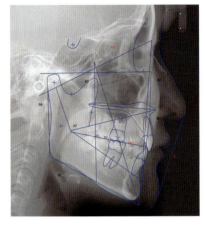

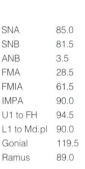

SNA	85.0
SNB	81.5
ANB	3.5
FMA	28.5
FMIA	61.5
IMPA	90.0
U1 to FH	94.5
L1 to Md.pl	90.0
Gonial	119.5
Ramus	89.0

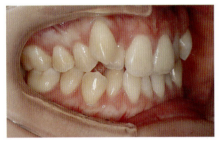
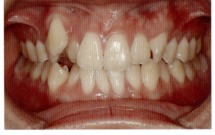
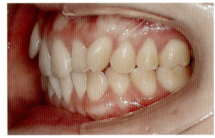

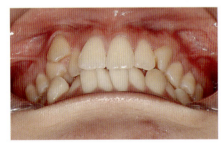
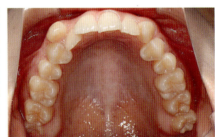
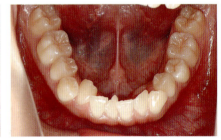

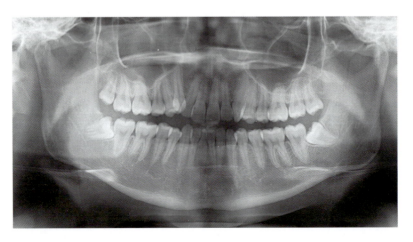

初诊时概况

现病史	3‾ 牙龈退缩倾向	覆盖	+1.5mm
既往史	无特殊	覆𬌗	+1.0mm
不良习惯	舌位置低	牙弓长度不调	上颌−7.0mm，下颌−6.0mm
先天异常	无特殊	（拥挤）	
家族史	无特殊	面型	侧面凹面型，正面中等长度
Hellman牙龄	Ⅳ A		面型
牙弓形态	上下颌均为U字形	口唇形态	上下唇紧张
		前牙Bolton指数	78.8%（+1）
		全牙Bolton指数	92.7%（+1）

诊断

上下颌前牙区拥挤

问题列表

1. 上下颌前牙区拥挤
2. 安氏Ⅱ类倾向
3. 上颌前牙区舌向倾斜
4. 上下颌中线右偏

治疗计划

1. 由于唇部后缩，上前牙区舌向倾斜，采用不拔牙的治疗方案
2. 8|8 拔除
3. 隐形矫治器治疗（上颌磨牙远中移动，通过上下颌扩弓及邻面去釉解除拥挤，并对齐上下颌中线）
4. 保持

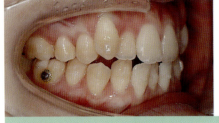 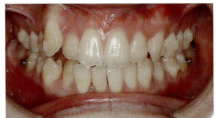 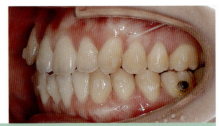

#19/35　上颌磨牙远中移动进行中

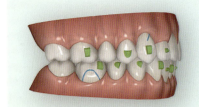 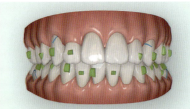 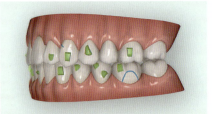

#35/35　计算机模拟动画

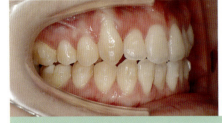 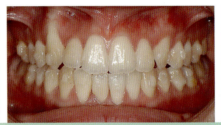 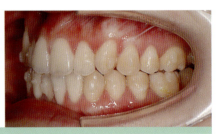

#33/35　3| 处可见牙龈略退缩

重启

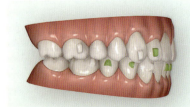 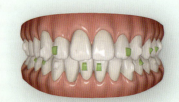 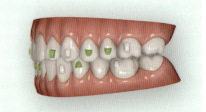

#18/18　计算机模拟动画，由于 3| 伸长不足，再次尝试伸长

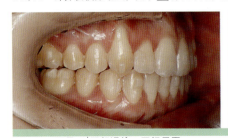 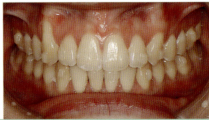 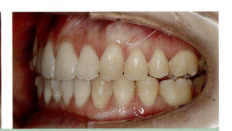

#17/18　可见 3| 牙龈退缩、牙根暴露

本病例的陷阱

众所周知，在不拔牙隐形矫治中，必须要非常注意牙龈退缩的问题。本病例中，对于初诊时已经发现存在一定牙龈退缩的 3| 处，本来打算制订不向颊侧扩弓的治疗计划。然而，使用隐形矫治器伸长 3| 时，同时施加了较强的冠舌向转矩，导致牙根暴露。由于隐形矫治的模拟动画难以反映牙周组织的状态，因此需要预判牙根的移动状况。

! 失败原因

- 治疗计划的模拟动画中未能考虑牙根位置。
- 未能事先对牙龈退缩风险高的 3| 施加根舌向转矩。
- 复诊监控中未能及时发现早期的牙龈退缩。

补救措施

- 对于牙根暴露的 3|，使用隐形矫治器施加根舌向转矩，使得牙根回到牙周组织内部。
- 为了施加20°的较大根舌向转矩，每5天更换一副隐形矫治器（施加间断性转矩）。

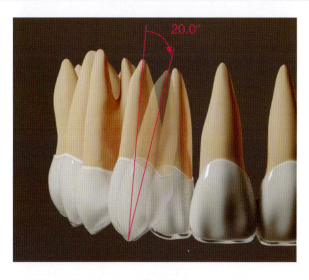

补救技巧

■ 第二次隐形矫治器治疗

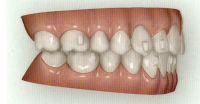 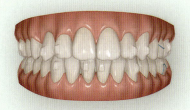 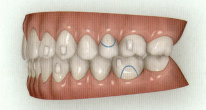

#25/25　计算机模拟动画，⎣3 施加20° 根舌向转矩

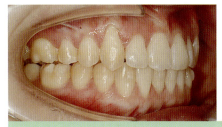 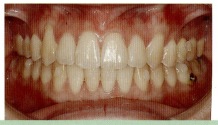 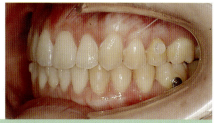

#24/25　可见 ⎣3 牙根暴露得到改善

■ 第三次隐形矫治器治疗

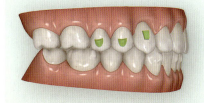 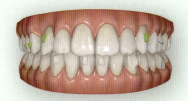 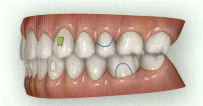

#35/35　计算机模拟动画。为使力偶作用于牙根，将 ⎣3 的附件向牙颈部方向移动，再次施加根舌向转矩

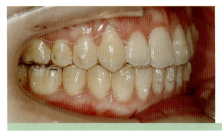 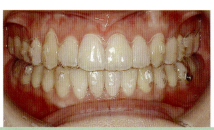 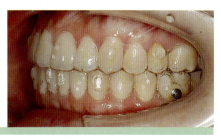

#21/35

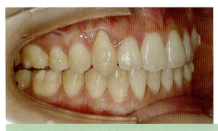 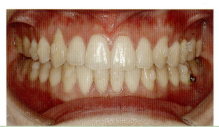 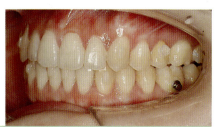

#31/35　⎣3 牙龈高度几乎恢复到初诊时的状态

保持

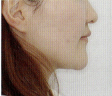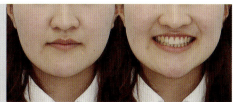

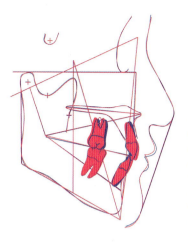

SNA	85.0
SNB	81.5
ANB	3.5
FMA	28.5
FMIA	54.0
IMPA	97.5
U1 to FH	105.0
L1 to Md.pl	97.5
Gonial	119.5
Ramus	89.0

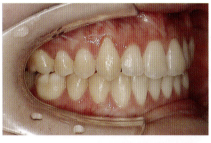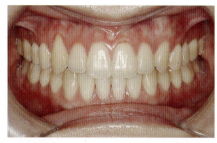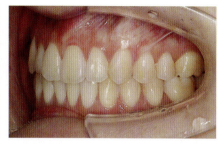

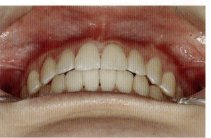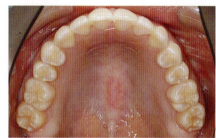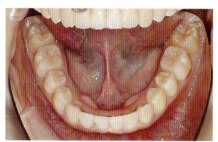

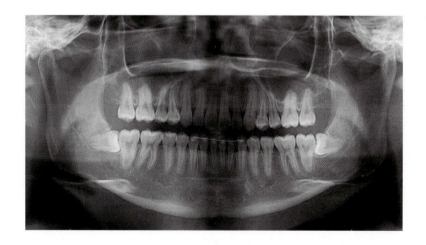

本病例作者：牧野正志

病例 11

出现过山车效应导致磨牙开殆的上下前磨牙拔牙病例

初诊时状态

19岁，女性

主诉：嘴唇前突，开殆

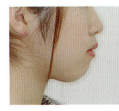
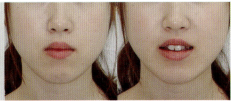
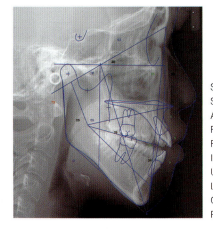

SNA	82.0
SNB	78.0
ANB	4.0
FMA	41.0
FMIA	56.5
IMPA	82.5
U1 to FH	120.0
L1 to Md.pl	82.5
Gonial	136.0
Ramus	85.0

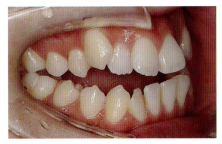
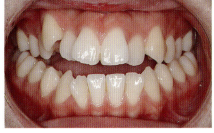
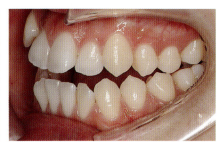
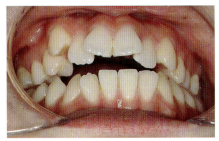
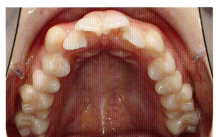
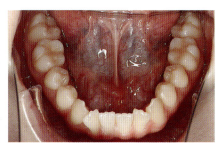
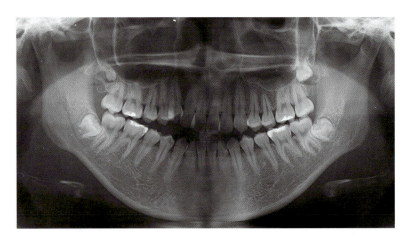

初诊时概况

现病史	无前牙引导	覆盖	+3.0mm
既往史	小学高年级开始开𬌗，日益加重	覆𬌗	−3.5mm
		牙弓长度不调	上颌−3.0mm，下颌−4.0mm
不良习惯	舌位置低	面型	侧面凸面型，正面中等长度面型
先天异常	无特殊		
家族史	无特殊	口唇形态	上下唇松弛
Hellman牙龄	ⅣA	前牙Bolton指数	76.2%（−1）
牙弓形态	上下颌均为V字形	全牙Bolton指数	92.0%（+1）

诊断

开𬌗，上下颌牙性前突

问题列表

1. 开𬌗至后牙区
2. 下颌后缩引起的双颌前突表现
3. 高角
4. 下颌左偏导致的𬌗平面倾斜
5. 上前牙唇倾
6. 下前牙舌倾
7. 6̲ 、6̲ 反𬌗，6̲ 、6̲ 反𬌗
8. 上下颌前牙区拥挤

治疗计划

1. 口腔肌功能训练：改善舌位置
2. 4̲|4̲ 、4̲|4̲ 拔除
3. 支抗钉植入
4. 隐形矫治器治疗
5. 保持

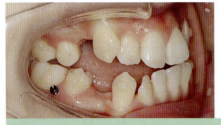 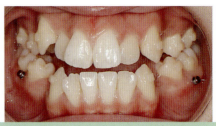 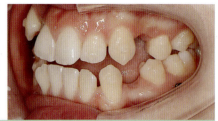

#4/63　4|4、4|4 拔牙后，6 5|、|5 6 间颊侧植入支抗钉（直径1.3mm，长7.5mm）

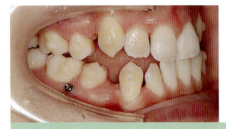 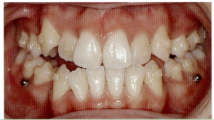 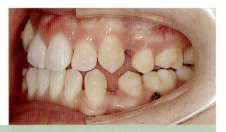

#21/63　顺利关闭拔牙间隙

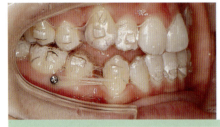 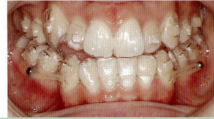 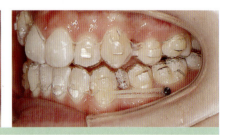

#29/63　佩戴矫治器时，从支抗钉至前牙矫治器使用橡皮筋牵引辅助关闭拔牙间隙

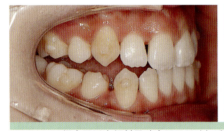 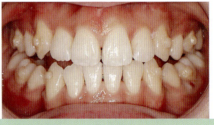 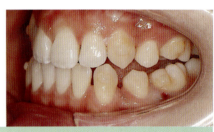

#52/63　下颌磨牙近中倾斜导致磨牙区开𬌗加重。确认支抗钉松动、无法继续使用后去除

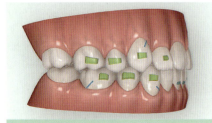 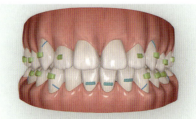 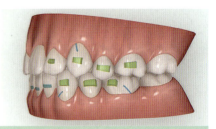

#63/63　计算机模拟动画

本病例的陷阱

　　本病例可见较舌倾的下前牙和较深的Spee曲线，关闭拔牙间隙难度较大。因此，选择了使用支抗钉间接牵引 3|3 的治疗方法。然而，相对于橡皮筋牵引支抗钉的拉力，隐形矫治器关闭间隙的力量更强，下颌发生过山车效应。虽然使用了支抗钉，也未能规避磨牙近中倾斜。

！失败原因

● 对于Spee曲线较深的病例，选择了拔除前磨牙的隐形矫治器治疗方案。

● 隐形矫治器更换速度过快（7天）。

● 初诊时后牙区存在开𬌗和反覆盖。这两者的改善需要后牙区的伸长移动。而应用隐形矫治器进行该移动较为困难，需要早期联合使用颌间牵引。

补救措施

● 利用短Ⅲ类牵引逐颗远中直立下后牙。

● 使用V字形牵引，可以在磨牙区同时施加伸长和旋转两种矫治力。

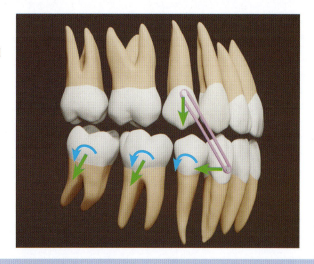

补救技巧

■ 第二次隐形矫治器治疗

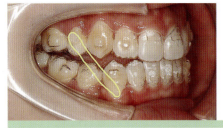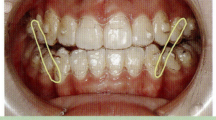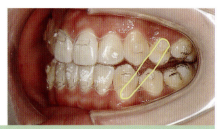

#8/33　使用短Ⅲ类牵引，直立近中倾斜的下后牙

■ 第三次隐形矫治器治疗

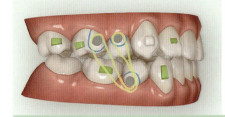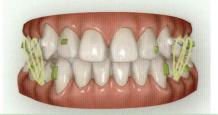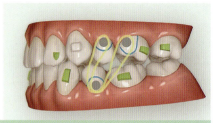

#30/30　计算机模拟动画，使用V字形橡皮筋，伸长上后牙

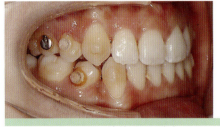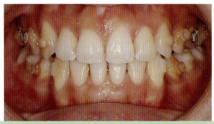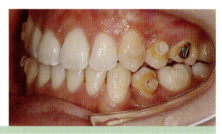

#28/30　直立下后牙，改善后牙区咬合

■ 第四次隐形矫治器治疗

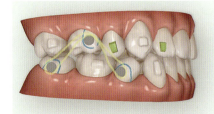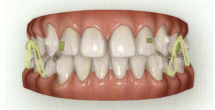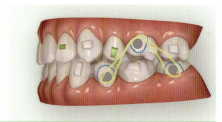

#25/25　计算机模拟动画。6|6 施加远中轴倾的矫治力，改善后牙咬合关系

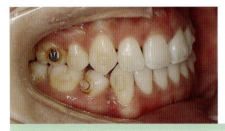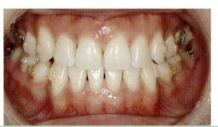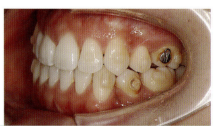

#23/25　后牙区达成咬合接触

保持

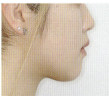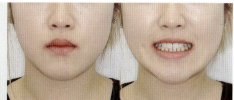

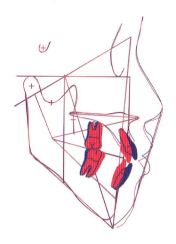

SNA	82.0
SNB	78.0
ANB	4.0
FMA	41.0
FMIA	67.0
IMPA	72.0
U1 to FH	104.0
L1 to Md.pl	72.0
Gonial	136.0
Ramus	85.0

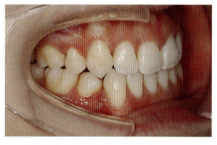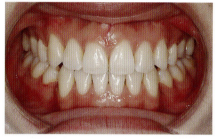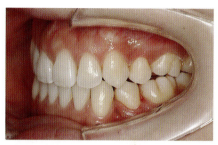

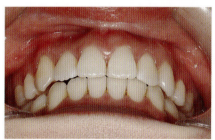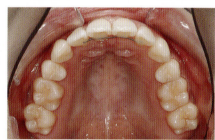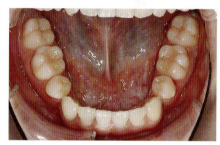

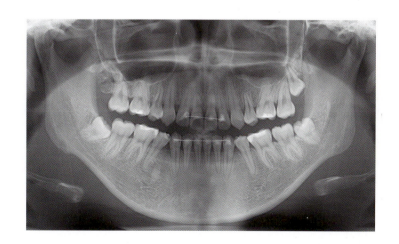

本病例作者：牧野正志

病例 **12**

单侧磨牙近中移动，结合片段弓治疗反而延长了治疗时间的病例

初诊时状态

30岁，女性

主诉：前牙前突

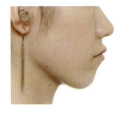
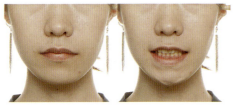
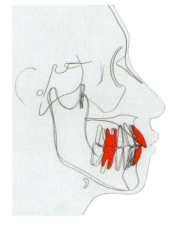

SNA	89.2	(+2)
SNB	86.6	(+3)
ANB	2.5	(−1)
FMA	25.4	
FMIA	62.9	
IMPA	91.6	
U1 to FH	120.4	(+2)
L1 to Md.pl	91.7	(−1)
Gonial	120.7	(−1)
Ramus	84.6	(−1)

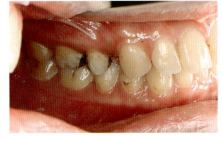
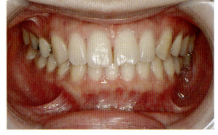
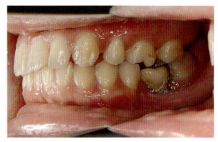

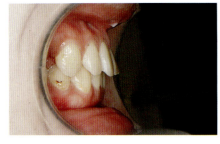
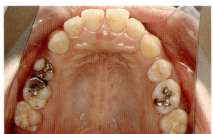
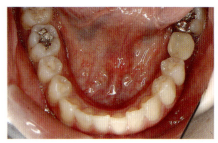

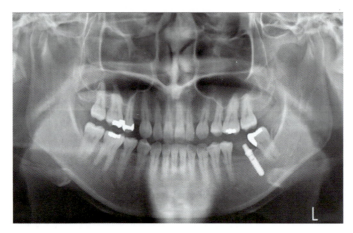

初诊时概况

现病史	有正畸治疗史（ 4|4 已拔除）	覆盖	+6.0mm
既往史	无特殊	覆𬌗	+3.0mm
不良习惯	无特殊	牙弓长度不调	上颌–2.0mm，下颌–3.5mm
先天异常	无特殊	面型	侧面直面型，正面左右不对称
家族史	无特殊	口唇形态	上下唇正常
Hellman牙龄	ⅣA	前牙Bolton指数	78.4%（+1）
牙弓形态	上下颌均为U字形	全牙Bolton指数	93.6%（+2）

诊断

骨性Ⅰ类，安氏Ⅱ类1分类，前牙前突

问题列表

1. 安氏Ⅱ类1分类
2. 上前牙唇倾
3. 下颌中线左偏

治疗计划

1. 通过片段弓近中移动上颌右侧后牙+隐形矫治器治疗
2. 保持

第一次隐形矫治器治疗

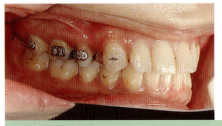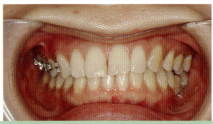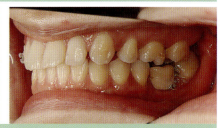

#0/43 7653|片段弓治疗

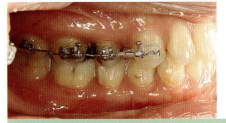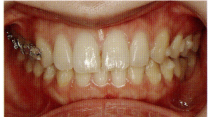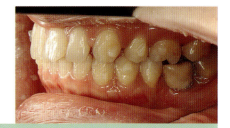

#9/43 片段弓联合隐形矫治器治疗

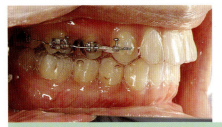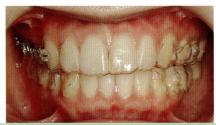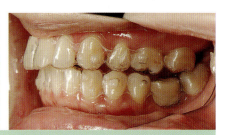

#14/43

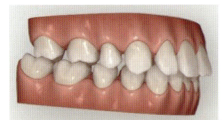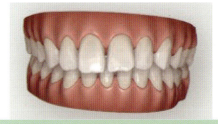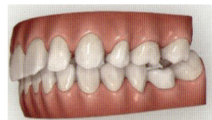

#16/43 计算机模拟动画

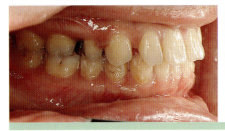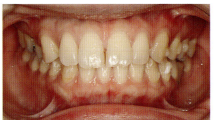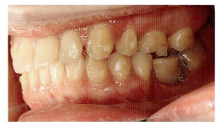

#16/43

重启

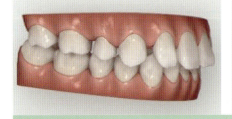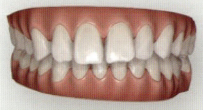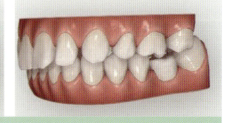

#0/20 计算机模拟动画 → 使用至#15/20

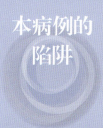

本病例的陷阱

尝试采用片段弓近中移动上颌右侧后牙，进展缓慢。这是因为使用短（片段式）弓丝进行排齐时，目标牙周围的牙槽骨改建较少，无法施加持续的向近中的矫治力，通过弓丝弯制引导的牙齿移动控制也效果不佳。

另外，前牙区的咬合控制需要花费时间。这是由于在前牙区，矫治器的力量较难传达到牙齿，在作为支抗的后牙上粘接的附件未能充分发挥防止矫治器脱套的作用。

隐形矫治器的治疗中，会出现矫治器固位力不足导致矫治力难以传达至牙齿的情况。附件正是为了克服这个缺点而开发的。需要知道的是，有时附件对于某一方向的矫治力传达有效，而其他方向的效果不佳。

！失败原因

- 对隐形矫治系统和传统托槽矫治系统的优缺点认识不足。制订治疗计划时，应预测可能发生的事项，尽早行全口固定矫正。
- 设置的附件形状适用于牙齿的旋转和远中移动，对其他牙齿产生的反作用力（前牙区压低时，前磨牙受到升高的矫治力）的控制效果不足。
- 下颌左侧磨牙区的种植体上部临时修复体可以继续使用，但应尽早调磨外形与上颌磨牙形成咬合关系（应制订与修复治疗相结合的治疗计划）。

补救措施

- 单侧后牙近中移动时，通常全牙列粘接托槽治疗会更顺利。本病例中，上牙弓全部牙齿重新粘接托槽，增强支抗后近中移动磨牙。通过Ⅱ类牵引，前牙区的远中移动和磨牙区的近中移动可以同时进行。
- 上前牙的压低，通过方丝的弯制实现。

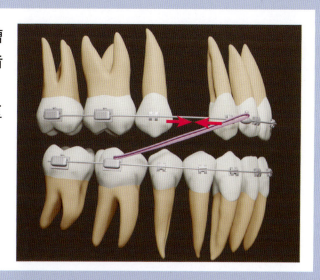

补救技巧

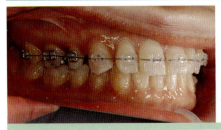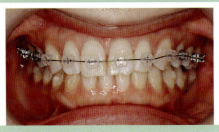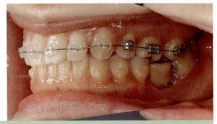

上颌粘接托槽

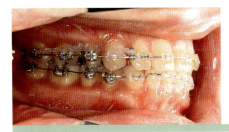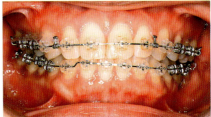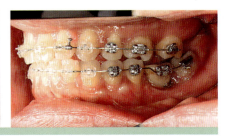

下颌粘接托槽

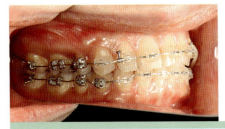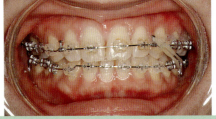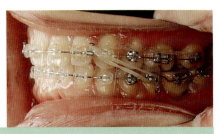

使用Ⅱ类牵引获得紧密的咬合关系

主动治疗完成

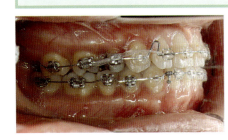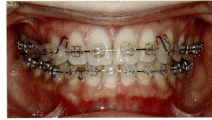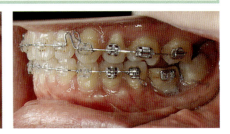

保持

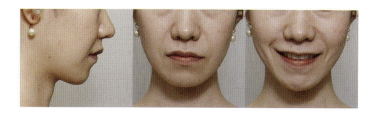

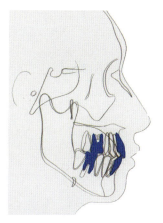

SNA	88.4	(+2)
SNB	85.2	(+2)
ANB	3.2	(-1)
FMA	27.4	(-1)
FMIA	62.7	(+2)
IMPA	89.8	(-2)
U1 to FH	111.1	(-1)
L1 to Md.pl	89.8	(-2)
Gonial	122.7	(+1)
Ramus	84.7	(-1)

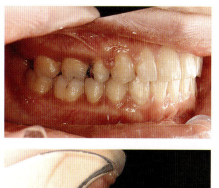
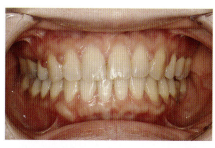
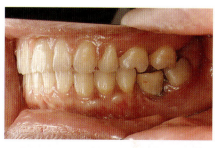
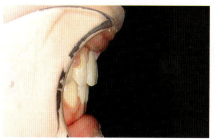
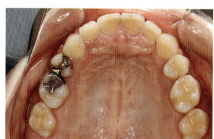
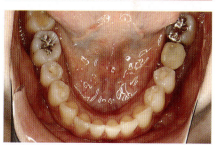

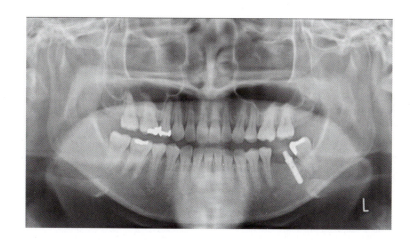

本病例作者：槙 宏太郎

病例 13

结合种植支抗改善前突，但疗程过长的不拔牙病例

初诊时状态

36岁，女性

主诉：下颌前牙区拥挤，上颌前牙前突

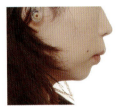
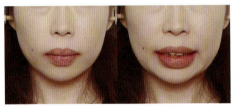
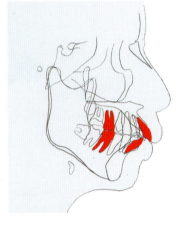

SNA	81.4	（-1）
SNB	76.3	（-1）
ANB	5.1	（+1）
FMA	28.3	（-1）
FMIA	42.0	（-2）
IMPA	109.7	（+3）
U1 to FH	122.3	（+2）
L1 to Md.pl	109.7	（+3）
Gonial	118.5	（-1）
Ramus	89.8	（+1）

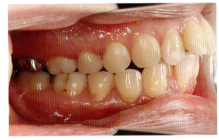
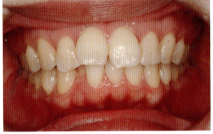
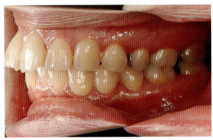
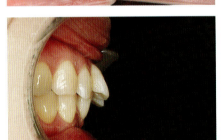
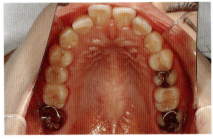
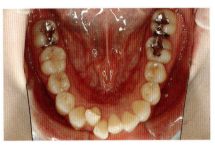

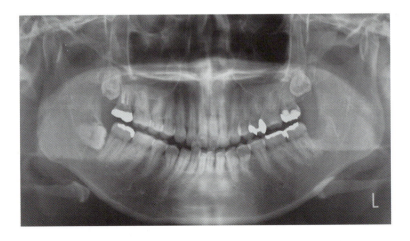

初诊时概况

现病史	无特殊	覆盖	+6.5mm
既往史	无特殊	覆𬌗	+4.5mm
不良习惯	无特殊	牙弓长度不调	上颌−0.5mm，下颌−4.5mm
先天异常	无特殊	面型	侧面凸面型
家族史	无特殊	口唇形态	上下唇正常
Hellman牙龄	Ⅳ A	前牙Bolton指数	76.2%（−1）
牙弓形态	上下颌均为U字形	全牙Bolton指数	89.3%（−1）

诊断

骨性Ⅱ类，安氏Ⅱ类1分类，深覆盖

问题列表

1. 下颌发育不足引起的骨性Ⅱ类
2. 安氏Ⅱ类1分类
3. 深覆𬌗深覆盖
4. 前牙区拥挤
5. 下颌中线右偏（1.0mm）
6. 8|8 、 8| 可见

治疗计划

1. 8|8 拔除， 4|4 、 4|4 拔除（患者希望不拔牙治疗，拒绝拔牙。但由于上颌牙弓远中移动， 8|8 拔除）
2. 下颌采用非结扎式托槽进行整平
3. 隐形矫治器治疗（联合使用支抗钉）
4. 保持

整平

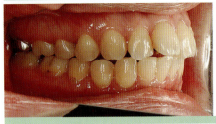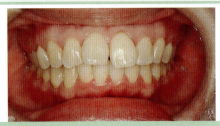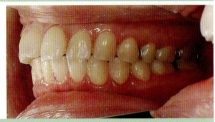

使用陶瓷托槽完成下颌整平后，隐形矫治器治疗开始

第一次隐形矫治器治疗（1年）

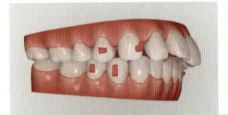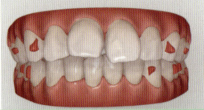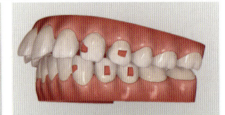

#22/50　计算机模拟动画

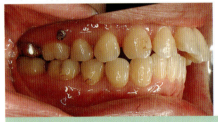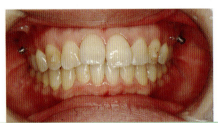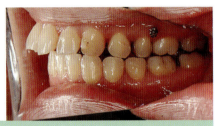

#22/50

重启

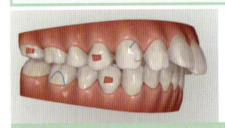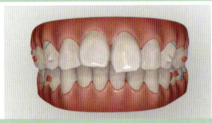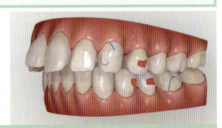

#0/60

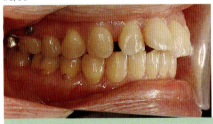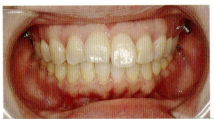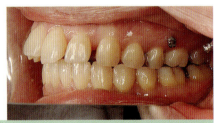

#37/60

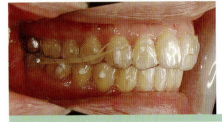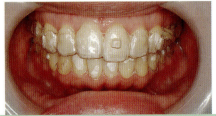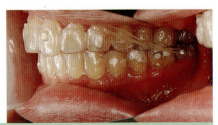

进行至上颌#25/28，下颌#28/28停止矫治器使用，使用Ⅱ类牵引

典型的安氏Ⅱ类1分类的病例。原本的 4|4 、 4|4 拔牙方案由于患者拒绝拔牙而采用支抗钉结合橡皮筋牵引磨牙远中移动的方式进行治疗。结果，矫治器的使用时间短，牙齿移动所需时间长，术后头影测量提示前牙内收量不足。

近来，不拔牙治疗后患者对治疗结果不满意，要求重新矫正的病例屡见不鲜。问诊时取得患者对治疗结果的理解非常重要。计算机模拟动画给出的治疗结果是患者最大限度配合治疗时所能获得的效果，这一点也必须充分向患者说明。

另外，1| 的压低未能实现。这是因为 1| 以外的牙齿由于反作用被施加了伸长的力量，但并未设置附件。

！失败原因

● 忽视了计算机模拟动画是以患者能够最大限度配合治疗为前提而制作的。

● 1| 和 |2 处，反作用导致矫治器出现脱位，却未设置附件。垂直移动时，移动牙齿的邻近处应加强支抗。

补救措施

● 上牙弓粘接托槽，压低 1| 。

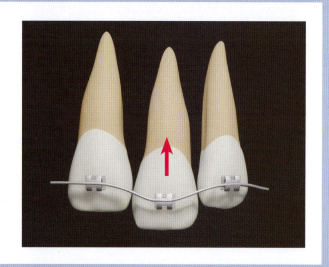

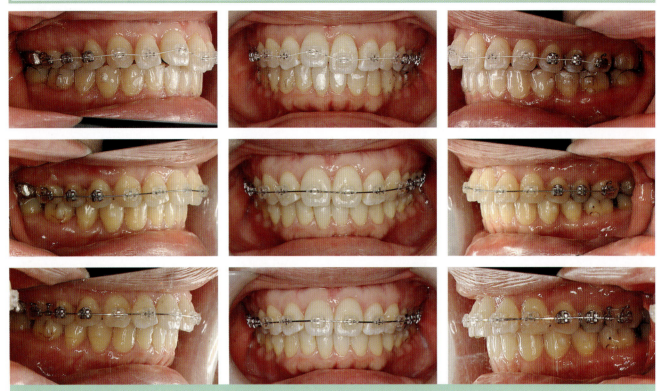

上颌全牙弓粘接托槽（7个月）

主动治疗完成

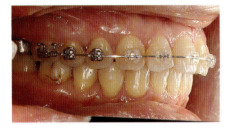 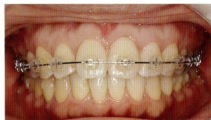 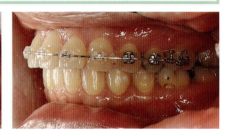

保持

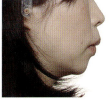 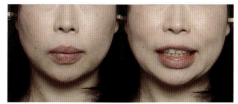

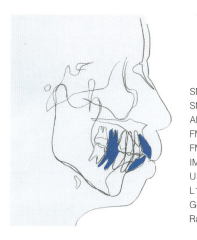

SNA	84.3（+1）
SNB	74.6（-2）
ANB	9.7（+3）
FMA	29.4（+1）
FMIA	44.5（-2）
IMPA	106.1（+2）
U1 to FH	116.9（+1）
L1 to Md.pl	106.1（+2）
Gonial	117.3（-1）
Ramus	92.1（+2）

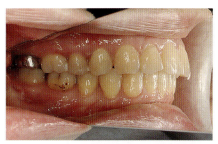 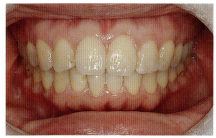 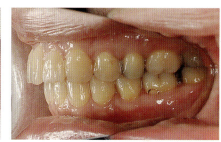

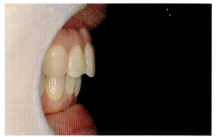 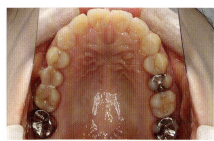 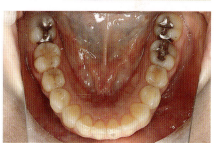

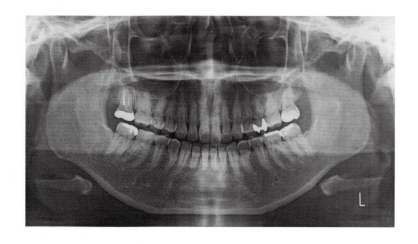

本病例作者：槙 宏太郎

病例 14
前牙区覆殆控制困难的病例

初诊时状态

28岁，女性
主诉：前牙区拥挤

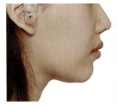
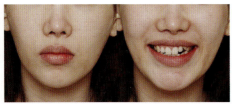
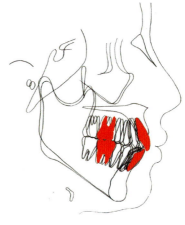

SNA	78.0	（ -2 ）
SNB	70.5	（ -3 ）
ANB	7.4	（ +3 ）
FMA	40.5	（ +3 ）
FMIA	45.8	（ -2 ）
IMPA	93.8	（ -1 ）
U1 to FH	106.5	（ -1 ）
L1 to Md.pl	93.8	（ -1 ）
Gonial	125.2	（ +1 ）
Ramus	95.2	（ +2 ）

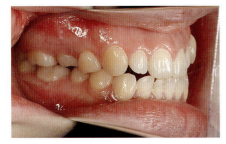
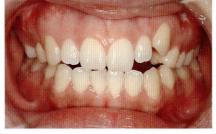
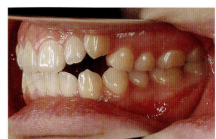
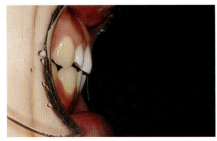
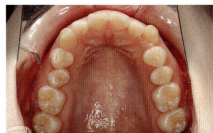
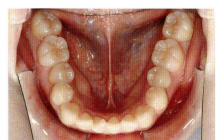
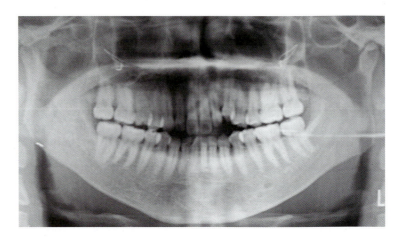

初诊时概况

现病史	颞下颌关节紊乱病（Ⅳ型）	覆盖	±0.0mm
既往史	美容整形治疗	覆𬌗	−1.0mm
不良习惯	舌习惯，咬下唇习惯	牙弓长度不调	上颌±0.0mm，下颌−0.5mm
先天异常	无特殊	面型	侧面凸面型，正面左右对称
家族史	无特殊	口唇形态	上下唇正常
Hellman牙龄	Ⅳ A	前牙Bolton指数	81.3%（+2）
牙弓形态	上下颌均为U字形	全牙Bolton指数	94.8%（+2）

诊断

骨性Ⅱ类，安氏Ⅲ类，前牙区拥挤，颞下颌关节紊乱病

问题列表

1. 颞下颌关节病（Ⅳ型），颌位不稳定

2. 舌习惯，咬下唇习惯

3. 下颌后下方旋转引起的骨性Ⅱ类

4. 安氏Ⅲ类

5. 前牙区拥挤

6. 开𬌗

7. 上颌前牙区舌倾

8. |3 可能有骨粘连

治疗计划

1. |3 通过片段弓垂直向移动

2. 隐形矫治器治疗

3. 保持

第一次隐形矫治器治疗

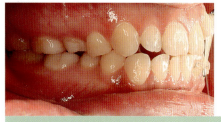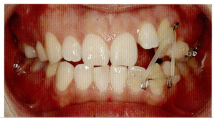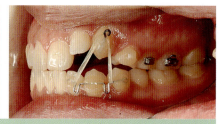

片段弓治疗（1年）

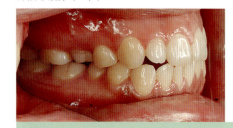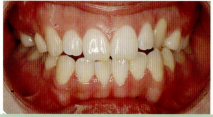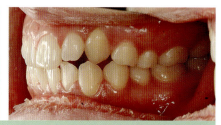

#0/18

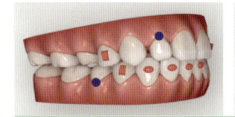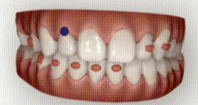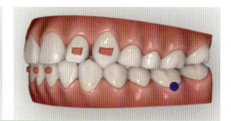

#18/18　计算机模拟动画

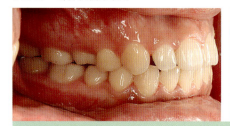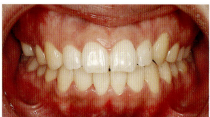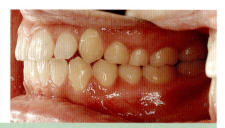

#18/18

重启

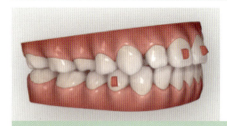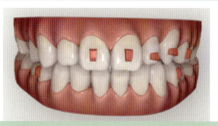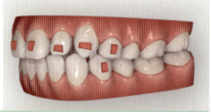

#0/7　使用至#7/7

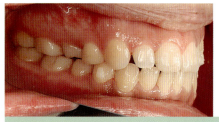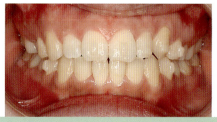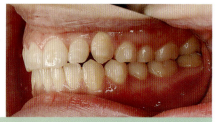

#1/7

**本病例的
陷阱**

隐形矫治器治疗开始前，采用片段弓配合颌间垂直牵引治疗。在最初的隐形矫治器中，除了设计伸长的牙（23）以外，其余牙均没有设计附件，难以维持23的伸长状态。另外，垂直牵引的使用时间短，效果不充分。

患者原本在国外居住，在正畸医生未参与意见的状态下，在国外进行了修复治疗，牙齿外形改变后继续佩戴保持器导致复发。

！失败原因

● 除设计伸长的牙（23）以外，其余牙没有设计附件。

补救措施

● 伸长时使用颌间牵引。考虑到复发的风险，
应进行过矫治。

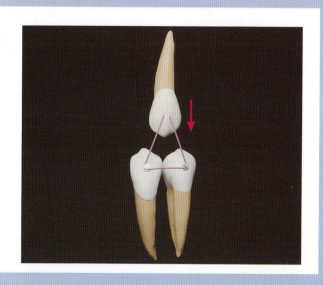

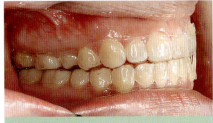 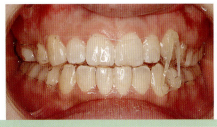 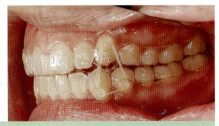

隐形矫治器治疗结束后，使用透明保持器和颌间牵引继续伸长 ③

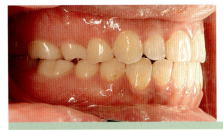 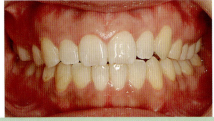 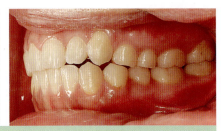

患者回国，暂时去除舌侧扣

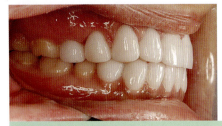 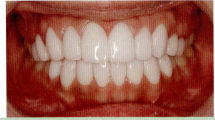 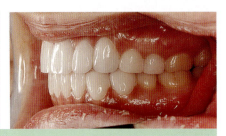

未告知主治医生，在其他医院进行了瓷贴面修复

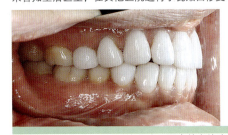 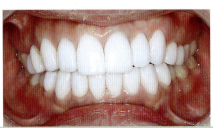 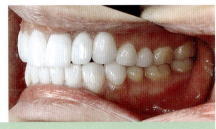

患者在意左侧上下颌之间的空隙，再次前来就诊，考虑重新修复

※治疗仍在继续

本病例作者：槙 宏太郎

病例 15

前牙区覆𬌗控制花费时间过长的病例

初诊时状态

21岁，女性

主诉：前牙区拥挤（特别是左侧）

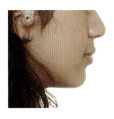
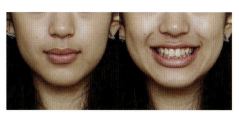
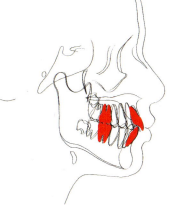

SNA	84.3	（+1）
SNB	80.7	（+1）
ANB	3.6	（+1）
FMA	22.4	（−2）
FMIA	57.9	（+1）
IMPA	99.7	（+1）
U1 to FH	119.3	（+2）
L1 to Md.pl	99.7	（+1）
Gonial	120.0	（−1）
Ramus	82.4	（−2）

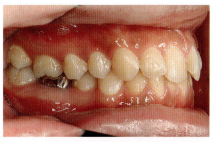
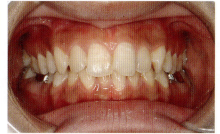
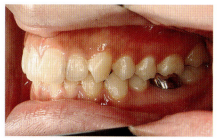

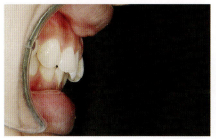
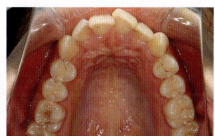
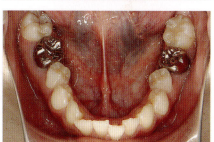

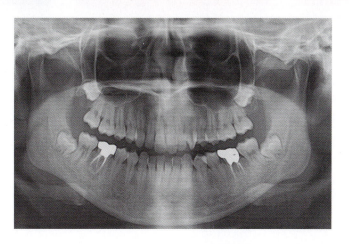

初诊时概况

现病史	无特殊	覆盖	+5.1mm
既往史	疝（3岁时），1|1外伤	覆𬌗	+5.2mm
不良习惯	俯卧位睡眠	牙弓长度不调	上颌−2.5mm，下颌−3.0mm
先天异常	无特殊	面型	侧面直面型
家族史	无特殊	口唇形态	上下唇正常
Hellman牙龄	ＶＡ	前牙Bolton指数	77.1%（−1）
牙弓形态	上颌V字形，下颌U字形	全牙Bolton指数	90.3%（−1）

诊断

骨性Ⅰ类，安氏Ⅰ类，前牙区拥挤

问题列表

1. 骨性Ⅰ类
2. 安氏Ⅰ类
3. 严重的深覆𬌗深覆盖
4. 牙弓狭窄
5. 牙量骨量不调
6. 上颌前牙区唇倾
7. 上前牙外伤

治疗计划

1. 隐形矫治器治疗（必要时结合片段弓治疗）
2. 保持

第一次隐形矫治器治疗

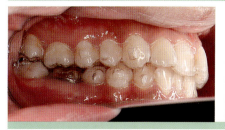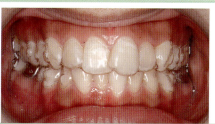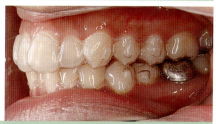

#1/58

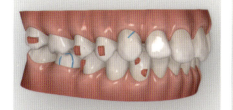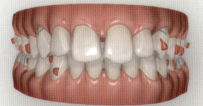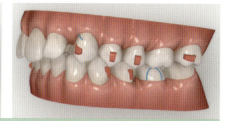

#46/58　计算机模拟动画

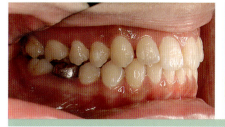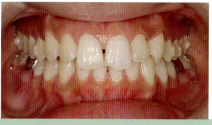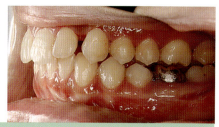

#46/58　　1|1 处出现矫治器不贴合

重启

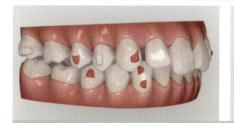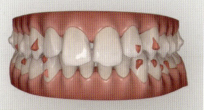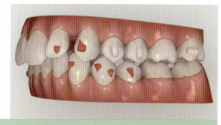

#0/25

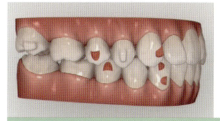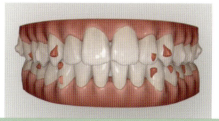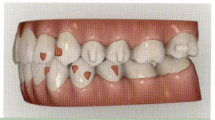

#25/25　计算机模拟动画

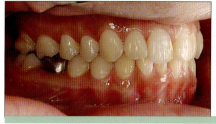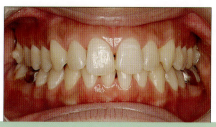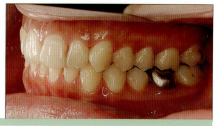

#25/25

原计划通过上颌牙列少许向后移动结合IPR解决前牙拥挤和前突，前牙区向后移动时覆
𬌗控制不佳。

未使用附件尝试压低 2 1 | 1 2 ，第一次隐形矫治器治疗和重启均未能取得效果。

! 失败原因

- 未使用大附件，垂直向控制不佳。
- 附件体积小，治疗初期就出现贴合不良。患者可能在未完全戴入的状态下持续佩戴矫治器。

补救措施

- 利用片段弓直立后，重新制作隐形矫治器，更换体积更大的矩形附件。
- 前牙区IPR，控制转矩的同时再次尝试压低。
- 设计转矩嵴加强转矩控制。

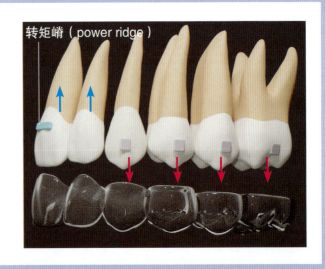

转矩嵴（power ridge）

补救技巧

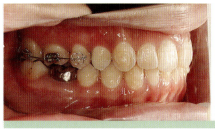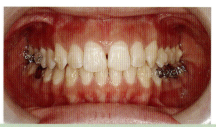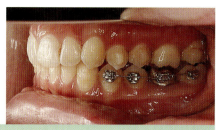

上颌右侧后牙区和下颌左侧后牙区行片段弓治疗

■ 第三次隐形矫治器治疗

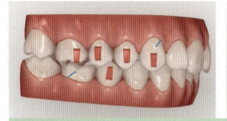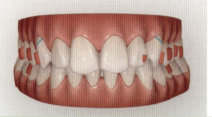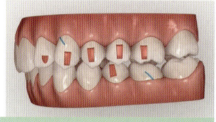

#0/20　设置转矩嵴

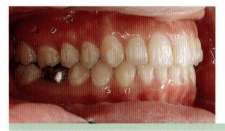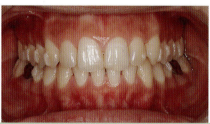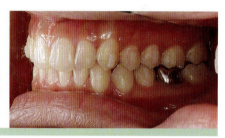

#7/20

保持

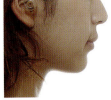 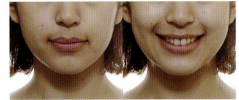

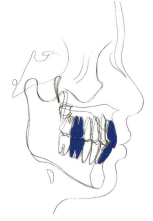

SNA	83.9	(+1)
SNB	80.2	(+1)
ANB	3.7	(+1)
FMA	24.9	(−1)
FMIA	61.2	(+1)
IMPA	93.9	(−1)
U1 to FH	99.3	(−3)
L1 to Md.pl	93.9	(−1)
Gonial	119.7	(−1)
Ramus	85.2	(−1)

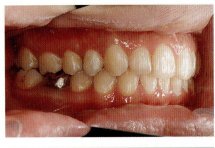 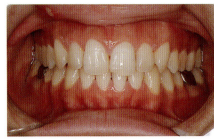 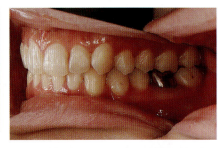

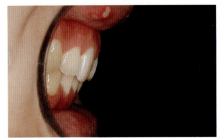 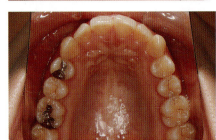 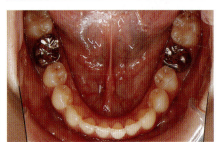

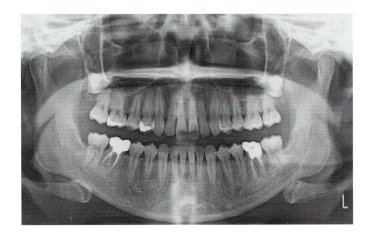

本病例作者：后藤真理子、慎 宏太郎

病例 16

下颌发育不足的骨性Ⅱ类深覆𬌗深覆盖的病例，7│萌出过程中出现𬌗干扰

初诊时状态

12岁，男性

主诉：上颌前牙前突

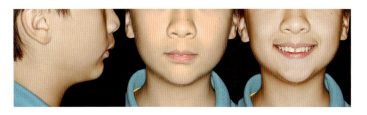

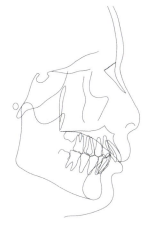

SNA	86.3（+2）
SNB	80.0（+1）
ANB	6.2（+2）
FMA	27.8（−1）
FMIA	52.1
IMPA	99.9（+2）
U1 to FH	110.3
L1 to Md.pl	99.9（+2）
Gonial	103.9（−3）
Ramus	40.9

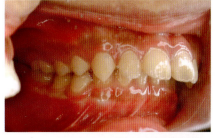

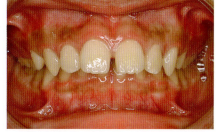

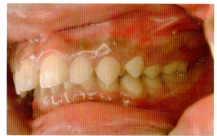

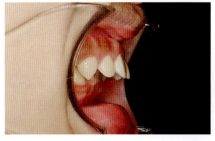

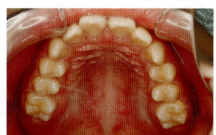

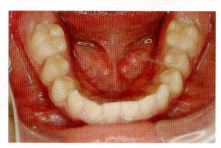

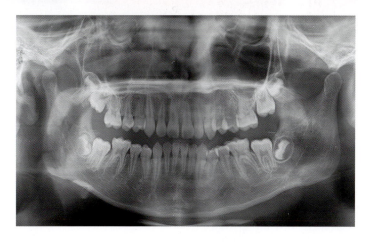

初诊时概况

现病史	无特殊	覆盖	+8.5mm
既往史	无特殊	覆𬌕	+7.0mm
不良习惯	咬下唇	牙弓长度不调	上颌+2.5mm，下颌−1.0mm
先天异常	无特殊	面型	侧面凸面型，正面短面型
家族史	无特殊	口唇形态	上下唇松弛
Hellman牙龄	ⅢC	前牙Bolton指数	77.8%（−1）
牙弓形态	上下颌均为V字形	全牙Bolton指数	91.1%（−1）

诊断

安氏Ⅱ类，上颌牙性前突，下颌发育不足，深覆𬌕

问题列表

1. 下颌发育不足引起的骨性Ⅱ类
2. Spee曲线深
3. 深覆盖
4. 深覆𬌕

治疗计划

1. 隐形矫治器治疗（不拔牙，扩弓，整平Spee曲线，引导下颌前伸，改善覆𬌕覆盖）
2. 保持

第一次隐形矫治器治疗（11个月）

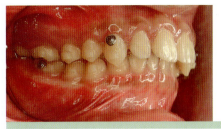 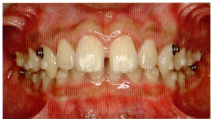 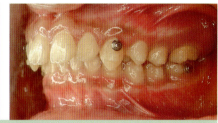

#12/70

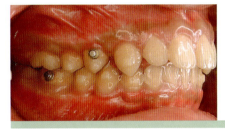 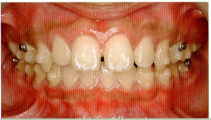 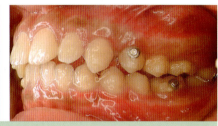

#40/70

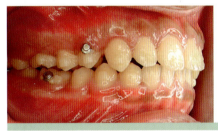 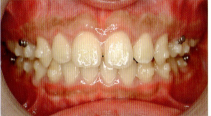 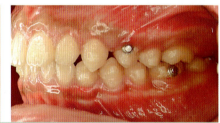

#52/70

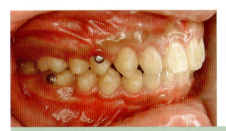 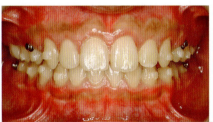 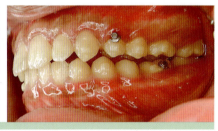

#65/70　　7|萌出后出现咬合干扰，下颌中线偏斜，左侧后牙区开拾

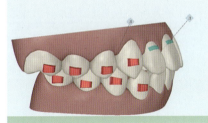 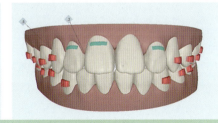 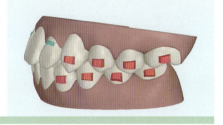

#70/70　　计算机模拟动画

侧面呈凸面型，下颌发育不良。另外，全景片提示 7|7 未萌出， 6|6 远中空间充足。因此设计上颌不拔牙治疗，磨牙远中移动。考虑行上颌扩弓，下颌前移和上牙列邻面去釉后，可以较容易地完成治疗。然而， 7|萌出后出现咬合干扰，导致下颌中线偏斜。

！失败原因

- 下颌生长期叠加上颌牙列远中移动增加治疗难度。
- 7|萌出时，没有采取防止早接触发生的相应措施。

补救措施

- 下颌右侧后牙区片段弓压低 7|。

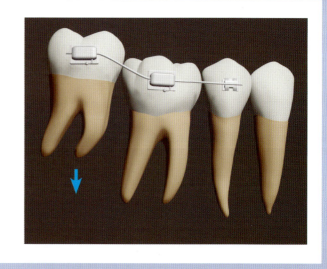

补救技巧

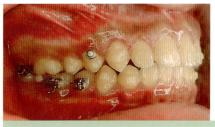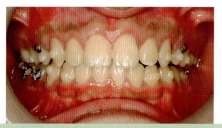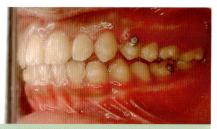

下颌右侧后牙区采用片段弓压低 7⌋

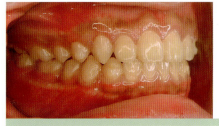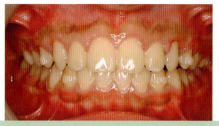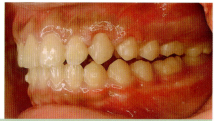

压低 7⌋解除咬合干扰，改善下颌中线偏斜

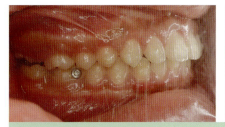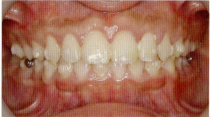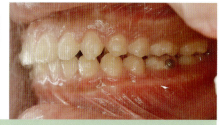

#10/34

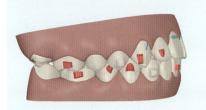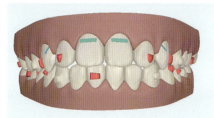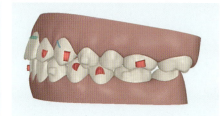

#34/34　计算机模拟动画

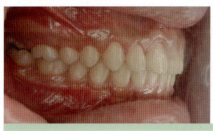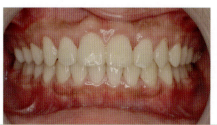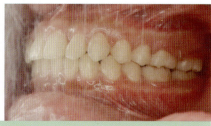

#34/34

保持

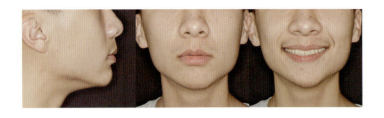

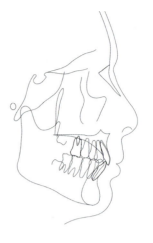

SNA	85.1
SNB	79.8
ANB	5.3（+1）
FMA	22.4（−1）
FMIA	47.0（−3）
IMPA	110.5（+3）
U1 to FH	106.4（−1）
L1 to Md.pl	110.5（+3）
Gonial	109.8（−2）
Ramus	49.4（−1）

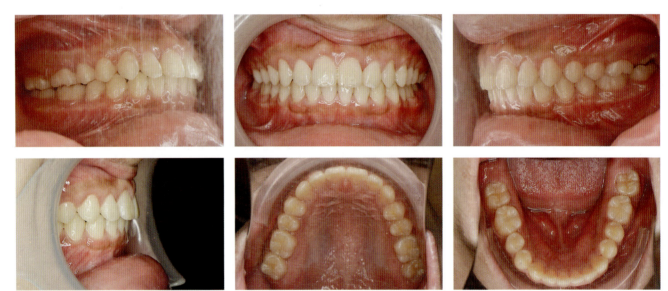

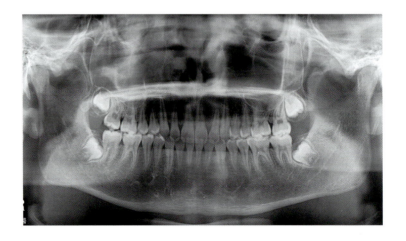

本病例作者：陈健豪

病例 17

隐形矫治前采用固定矫治器排齐，反而导致难度加大的病例

初诊时状态

27岁，女性

主诉：牙列拥挤

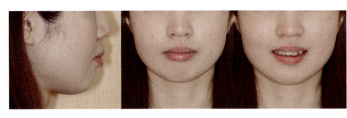

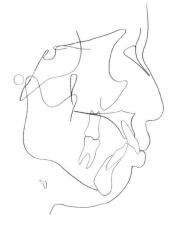

SNA	82.0
SNB	74.0
ANB	8.0
FMA	24.0
FMIA	56.0
IMPA	100.0
U1 to FH	121.0
Gonial	111.0
Interincisal angle	112.0
Convexity	14.0

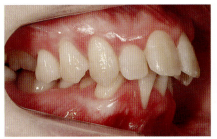
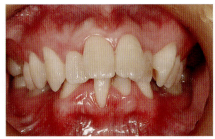
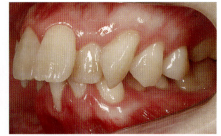

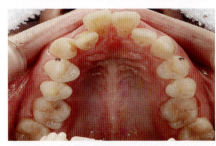
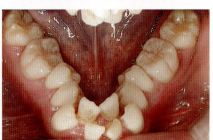

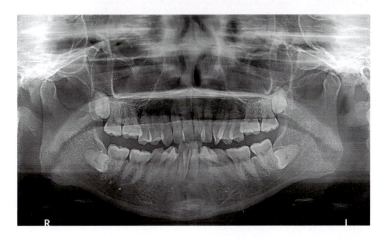

初诊时概况

现病史	无特殊	覆盖	—
既往史	颞下颌关节紊乱病	覆𬌗	—
不良习惯	无特殊	牙弓长度不调	—
先天异常	无特殊	面型	—
家族史	无特殊	口唇形态	—
Hellman牙龄	ⅣA	前牙Bolton指数	—
牙弓形态	上下颌均为V字形	全牙Bolton指数	—

诊断

骨性Ⅱ类，安氏Ⅰ类，深覆𬌗，严重拥挤

问题列表

1. 下颌前牙区的严重拥挤
2. ⎺1⎹牙龈退缩
3. 深覆𬌗
4. 下颌前磨牙舌向倾斜
5. 前磨牙区锁𬌗

治疗计划

1. 拔牙，固定矫治整平
2. 隐形矫治器治疗（关闭间隙）
3. 保持

使用固定矫治器整平后（6个月）

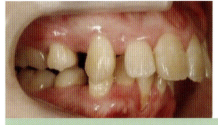 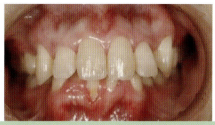 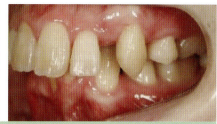

隐形矫治器治疗开始前

第一次隐形矫治器治疗（1年2个月）

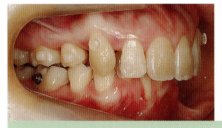 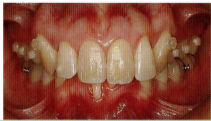 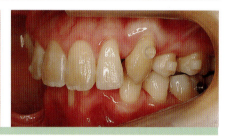

#56/56

重启后

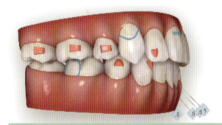 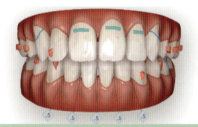 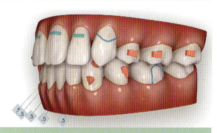

#59/59　计算机模拟动画

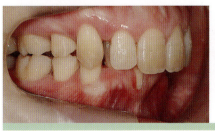 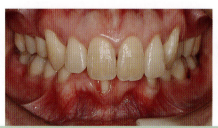 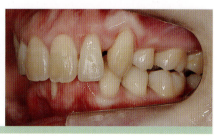

#59/59

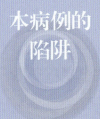

隐形矫治中，没有整平的概念，所有的牙齿各自分别或同时移动到目标位。本病例中，使用固定矫治进行整平，反而增加了关闭拔牙间隙所需的牙齿移动。隐形矫治不利于前牙区的转矩控制，内收前牙时引起伸长，导致覆𬌗加深。因此，下前牙和上前牙舌侧出现咬合干扰，牵引力使上颌后牙近中移动，加重后牙倾斜。

同时，治疗前 1 牙龈即存在退缩倾向，牙齿移动量大，唇侧骨开窗导致牙龈退缩加重。虽然万不得已时可以考虑拔牙，但是拔牙后覆盖将增大，需增加上颌前牙区的舌向移动，治疗难度更大。故#41按照既定目标进行了治疗。

⚠ 失败原因

- 未能在理解隐形矫治器治疗特性的基础上设定治疗目标。隐形矫治中，即使上下颌的矫治器非常贴合，判断牙齿是否正确移动依然非常困难。制作可行性更高的计算机模拟动画非常重要。
- 固定矫治和隐形矫治的覆𬌗控制都没有达成。
- 隐形矫治器可以从唇舌两侧施加矫治力，会增加牙根表面积小的下颌前牙唇向移动时的牙龈退缩风险。

↺ 补救措施

- 尖牙-第二前磨牙之间植入支抗钉，尖牙设置舌侧扣，采用橡皮筋牵引。压低时，注意过大的压低力引起牙根吸收的风险。
- 牙龈退缩处行根舌向转矩的过矫治，补救突出至牙槽窝外的牙根。另外，牙龈退缩处的菌斑控制也非常重要。

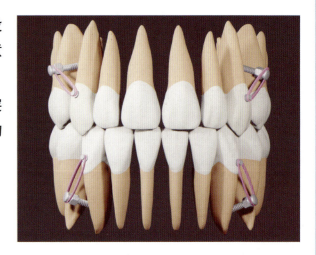

补救技巧

■ 第三次隐形矫治器治疗（1年2个月）

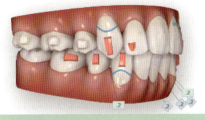 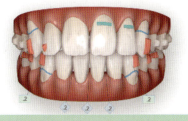 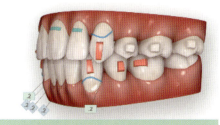

联合支抗钉改善深覆𬌗及安氏Ⅱ类关系，关闭间隙

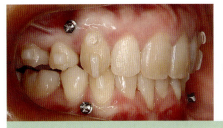 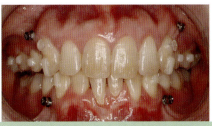 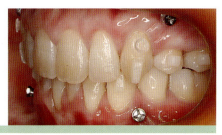

#58/58

■ 第四次隐形矫治器治疗（9个月）

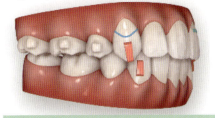 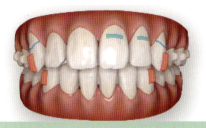 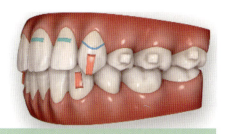

#36/36　精调，1牙龈退缩的补救

■ 第五次隐形矫治器治疗（仅下颌，5个月）

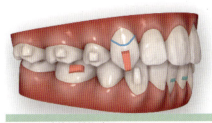 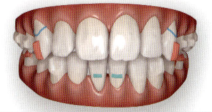 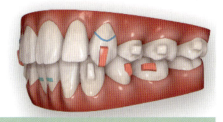

#18/18　计算机模拟动画

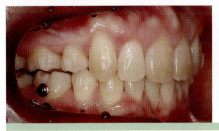 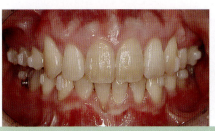 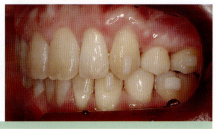

#18/18

■ 第六次隐形矫治器治疗（4个月）

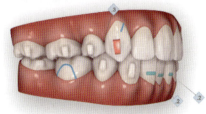 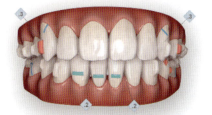 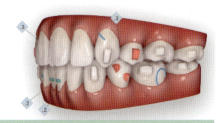

精调

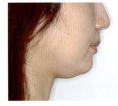
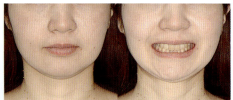

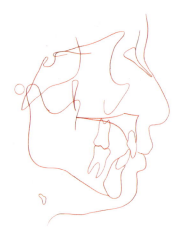

SNA	81.0
SNB	76.0
ANB	5.0
FMA	23.0
FMIA	58.5
IMPA	98.5
U1 to FH	93.0
Gonial	111.0
Convexity	7.5

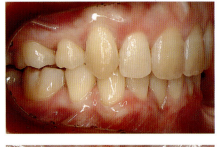
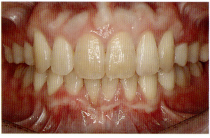
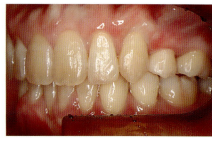

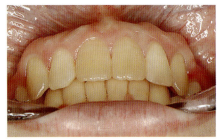
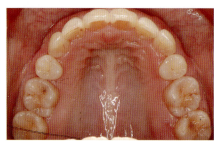
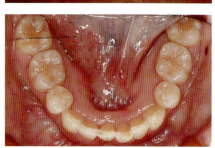

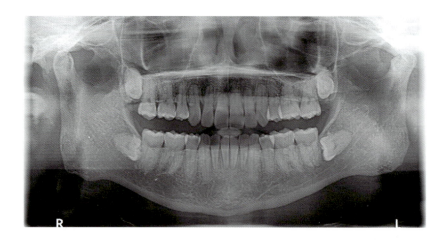

本病例作者：尾崎桂三

病例 18

使用扩弓器治疗出现问题后，采用隐形矫治补救的病例

初诊时状态

39岁，女性

主诉：上下颌前牙区拥挤，前牙咬合关系不佳

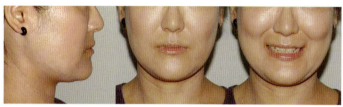

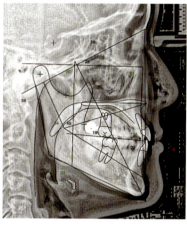

SNA	78.9	(−1)
SNB	80.5	(0)
ANB	−1.7	(−2)
FMA	23.5	
FMIA	73.5	
IMPA	83	
U1 to FH	119.6	(+1.5)
L1 to Md.pl	83.0	(+1)
Gonial	126.5	(−1)
Ramus	81.8	(+2)

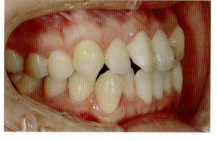
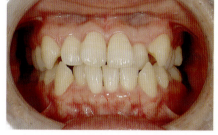
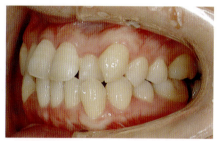

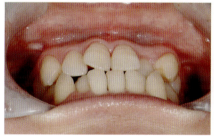
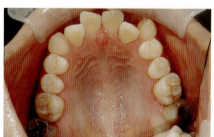
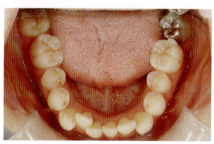

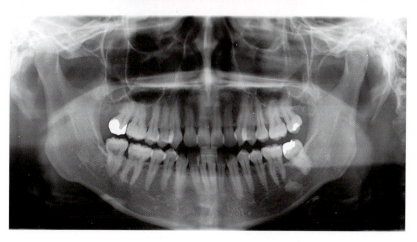

初诊时概况

现病史	无特殊	覆盖	+1.5mm
既往史	无特殊	覆𬌗	+1.0mm
不良习惯	舌位置低,吞咽习惯,TCH	牙弓长度不调	上颌-7.5mm,下颌-7.0mm
先天异常	无特殊	面型	侧面凹面型,正面短面型
家族史	无特殊	口唇形态	上唇紧张,下唇正常
Hellman牙龄	Ⅳ C	前牙Bolton指数	78.4%(+1)
牙弓形态	上下颌牙弓狭窄	全牙Bolton指数	94.1%(+1)

诊断

骨性Ⅲ类(下颌前突),安氏Ⅲ类,牙列拥挤,⌊2 与 2⌋ 反覆盖

问题列表

1. 上下颌前牙区拥挤,⌊2 与 2⌋ 反覆盖
2. 安氏Ⅲ类
3. Wilson曲线深
4. 牙弓狭窄
5. 下颌中线右偏
6. 口腔不良习惯(舌位置低、吞咽习惯、TCH)

治疗计划

1. 上下颌扩弓(上颌四眼圈簧,下颌双眼圈簧)
2. 隐形矫治器治疗(不拔牙)
3. 保持

横向扩弓

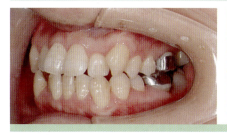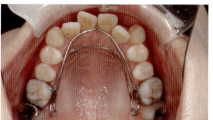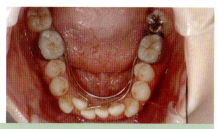

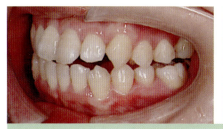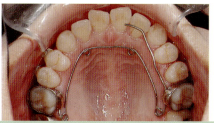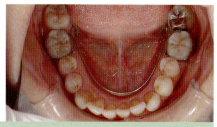

扩弓后（1年）拥挤改善，但Ⅲ类关系加重，前牙区开𬌗

隐形矫治器治疗（10个月）

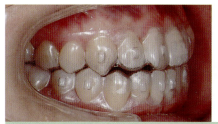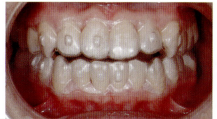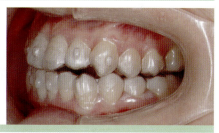

#3/20

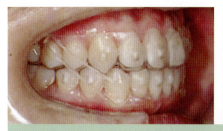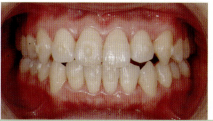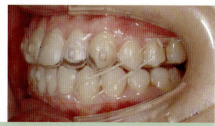

#16/20 联合使用Ⅲ类牵引，行下颌磨牙远中移动和上颌磨牙近中移动

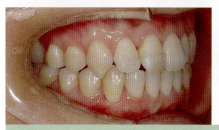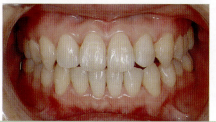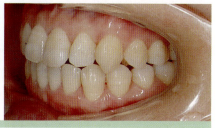

#18/20 左侧侧切牙覆𬌗和左侧磨牙关系存在问题

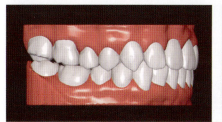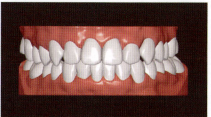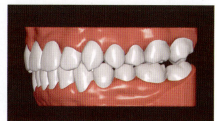

#20/20 计算机模拟动画

本病例的陷阱

侧面凹面型。为避免拔除前磨牙导致前牙过度内收而出现凹面型加重的问题，设计扩弓配合下颌磨牙远中移动的不拔牙隐形矫治方案。上颌磨牙强支抗，为了改善覆𬌗和笑线，设计上前牙伸长进行垂直向控制。由于下颌前突，治疗中应留意不要发生下颌逆时针旋转。另外，设计上颌磨牙扩弓和下颌磨牙的颊向直立，调整由于下前牙右偏出现的中线偏斜。

考虑改善拥挤和扩弓，隐形矫治前先进行固定式扩弓。然而，随着牙弓扩大和拥挤解除，上颌磨牙远中移动，导致Ⅲ类关系加重。另外，上前牙伸长不足，上下前牙区过度唇倾和下颌顺时针旋转，导致前牙区开𬌗。

去除扩弓装置后，虽然采用隐形矫治器进行补救，但是治疗过程中过多的牙齿移动给患者增加了负担。

！失败原因

- 四眼圈簧使用时，前臂（arm）向唇侧推出上颌前牙的反作用导致磨牙远中移动，出现Ⅲ类关系的加重。作为上颌磨牙的支抗控制，应该联合使用Ⅲ类牵引。
- 关于上颌前牙区的伸长不足，应认识到通过隐形矫治器进行伸长的困难之处。

补救措施

- 为了更有效地完成上颌前牙区的伸长移动，侧切牙和尖牙的近牙颈部区域设置舌侧扣，挂垂直牵引和短Ⅲ类牵引。

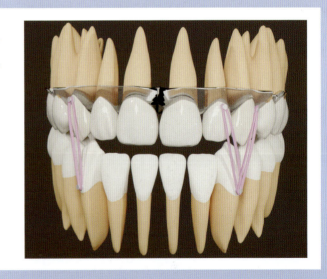

补救技巧

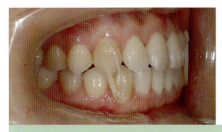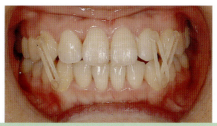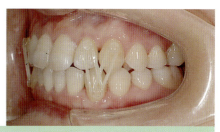

#20/20　右侧伸长达到目标，左侧未能取得令人满意的效果。由于悬挂Ⅲ类牵引时需在矫治器上增加切口，上颌侧切牙处矫治器包裹不足，与牙齿切缘之间出现间隙。虽有研究报告表示，边缘覆盖达牙龈2mm处的隐形矫治器比边缘止于牙颈部者固位力大3倍，但在伸长移动时由于牙面设置牵引钩等部件，隐形矫治器本身容易产生形变，应充分注意

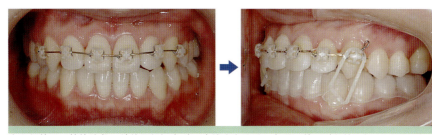

在上颌前牙区粘接片段弓并使用颌间牵引，改善咬合关系，实现了前牙引导的目标

主动治疗完成

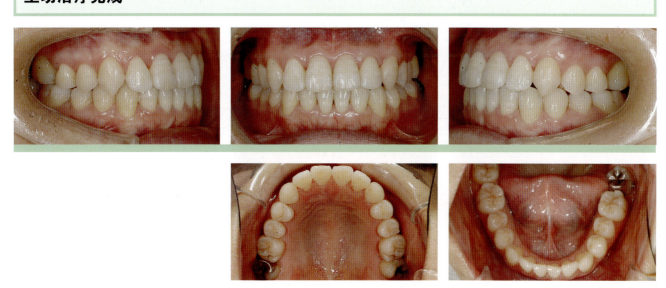

保持

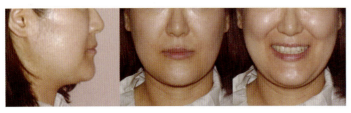

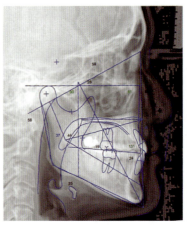
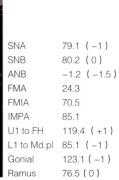

SNA	79.1	(−1)
SNB	80.2	(0)
ANB	−1.2	(−1.5)
FMA	24.3	
FMIA	70.5	
IMPA	85.1	
U1 to FH	119.4	(+1)
L1 to Md.pl	85.1	(−1)
Gonial	123.1	(−1)
Ramus	76.5	(0)

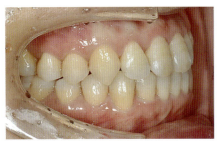
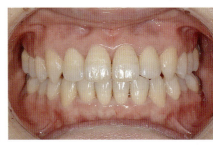
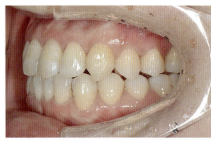

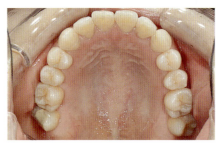
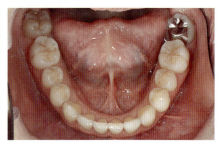

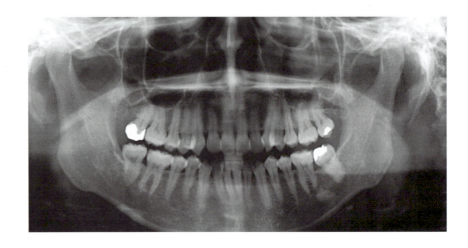

本病例作者：文野弘信

病例 19
后牙区垂直向控制困难的病例

初诊时状态

24岁，女性

主诉：前牙拥挤，咬合关系不佳

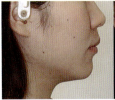
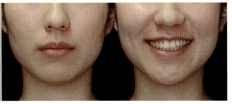
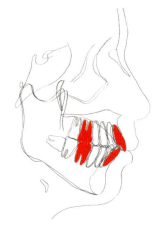

SNA	82.5（+1）
SNB	77.6（−1）
ANB	5.0（+1）
FMA	32.0（+1）
FMIA	42.9（+2）
IMPA	105.1（−2）
U1 to FH	110.7（−1）
L1 to Md.pl	105.1（+2）
Gonial	118.4（−1）
Ramus	93.5（+2）

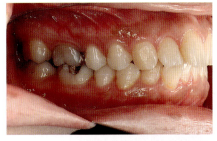
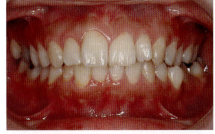
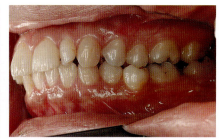
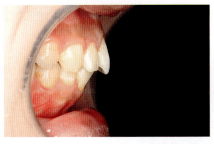
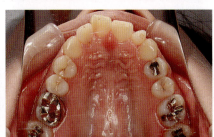
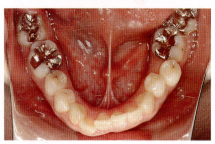
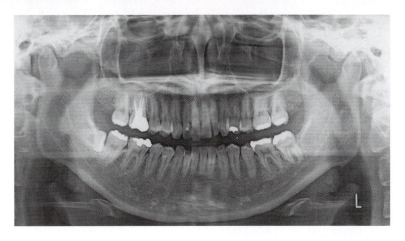

初诊时概况

现病史	无特殊	覆盖	+5.6mm
既往史	无特殊	覆𬌗	+3.9mm
不良习惯	咬下唇	牙弓长度不调	上颌±0.0mm，下颌−3.0mm
先天异常	无特殊	面型	侧面直面型
家族史	无特殊	口唇形态	上下唇正常
Hellman牙龄	Ⅳ A	前牙Bolton指数	85.2%（+3）
牙弓形态	上下颌均为U字形	全牙Bolton指数	94.4%（+2）

诊断

骨性Ⅰ类，安氏Ⅱ类，牙列拥挤

问题列表

1. 骨性Ⅰ类
2. 安氏Ⅱ类
3. 牙列拥挤
4. 下颌前牙唇倾
5. |2 过小牙

治疗计划

1. 片段弓治疗
2. 隐形矫治器治疗
3. 保持

隐形矫治器治疗

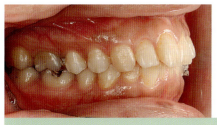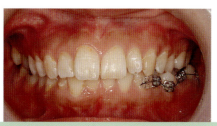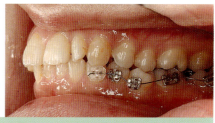

下颌片段弓整平

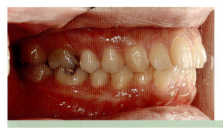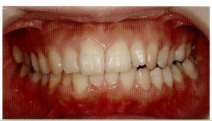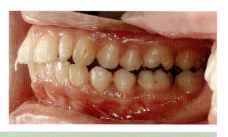

整平后

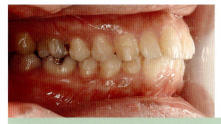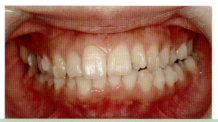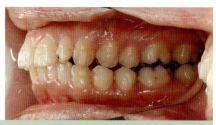

#23/40

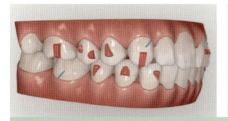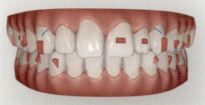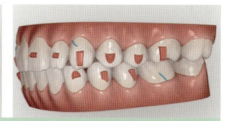

#40/40　计算机模拟动画

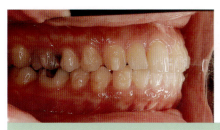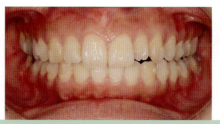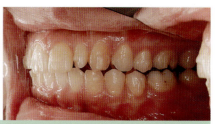

#40/40　左侧后牙的浅覆盖未能改善

**本病例的
陷阱**

使用隐形矫治器进行上颌扩弓未能成功，通过 4̲5 处设置的附件也未能控制牙体长轴。另外，6̲7̲ 的远中移动不充分。

！失败原因

- 附件设置在颊侧，扩弓时无法产生理想效果。隐形矫治器的边缘超过牙颈部，覆盖牙龈几毫米会更有利于扩弓。
- 附件体积过小，应使用更大的附件进行伸长和牙体长轴控制。

补救措施

- 由于左侧需进行垂直向控制，全牙列粘接固定矫治器，弓丝弯制第二序列弯曲进行伸长移动，同时使用颌间牵引。

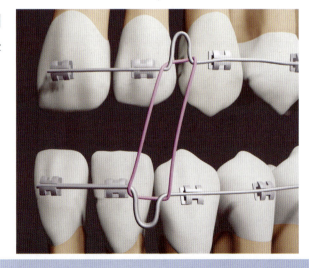

补救技巧

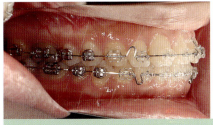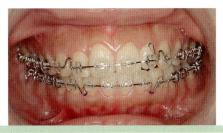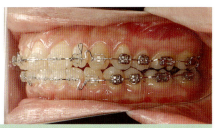

征得患者同意，使用全牙列粘接固定矫治器

保持

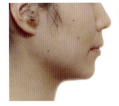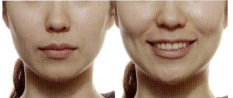

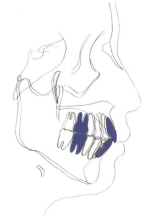

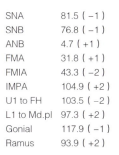

SNA	81.5（−1）
SNB	76.8（−1）
ANB	4.7（+1）
FMA	31.8（+1）
FMIA	43.3（−2）
IMPA	104.9（+2）
U1 to FH	103.5（−2）
L1 to Md.pl	97.3（+2）
Gonial	117.9（−1）
Ramus	93.9（+2）

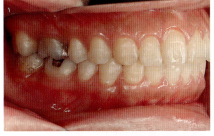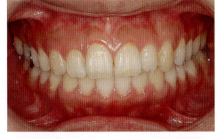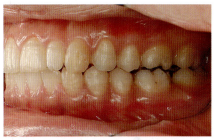

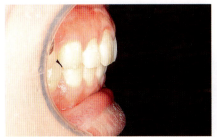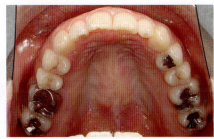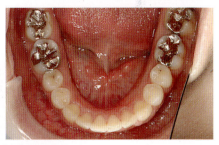

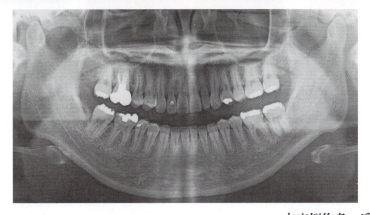

本病例作者：后藤真理子、槇 宏太郎

病例 20

伴随紧咬牙和夜磨牙症状且轻度拥挤，出现磨牙开𬌗后补救的病例

初诊时状态

30岁，女性

主诉：前牙拥挤，咬合关系不佳

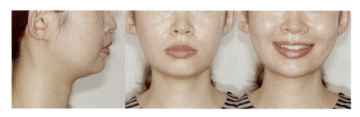

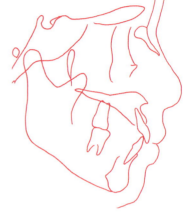

SNA	87.8
SNB	85.4
ANB	2.4
FMA	22.2（−1）
FMIA	60.3
IMPA	97.5
U1 to FH	119.7（+2）
L1 to Md.pl	97.5
Gonial	125.8
Ramus	12.3

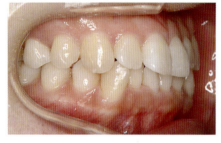
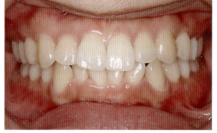
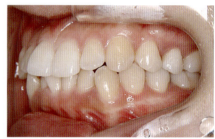

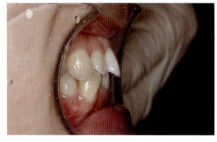
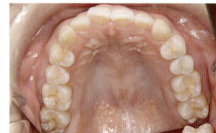
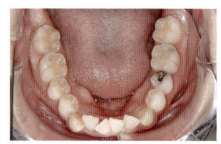

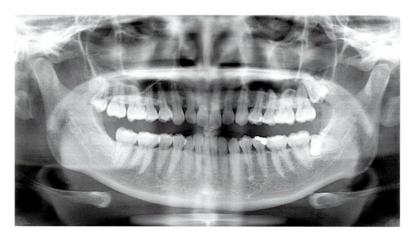

初诊时概况

现病史	无特殊	覆盖	+4.2mm
既往史	无特殊	覆𬌗	+4.0mm
不良习惯	紧咬牙，夜磨牙	牙弓长度不调	上颌−2.0mm，下颌−9.8mm
先天异常	无特殊	面型	侧面直面型
家族史	无特殊	口唇形态	上下唇松弛
Hellman牙龄	ⅣA	前牙Bolton指数	79.8%
牙弓形态	上下颌均为U字形	全牙Bolton指数	91.6%

诊断

骨性Ⅰ类，安氏Ⅰ类，牙列拥挤

问题列表

1. 牙列拥挤
2. 紧咬牙
3. 夜磨牙

治疗计划

1. 8|8 、8| 拔除
2. 邻面去釉
3. 隐形矫治器治疗（不拔牙）
4. 保持

第一次隐形矫治器治疗（1年）

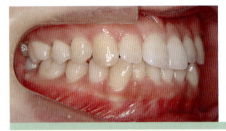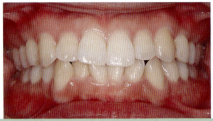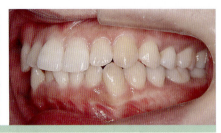

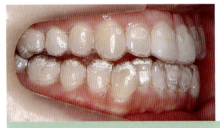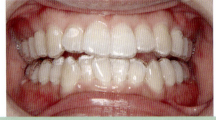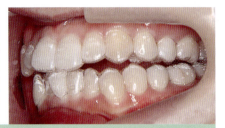

#1/21　矫治器佩戴时，每10天更换矫治器

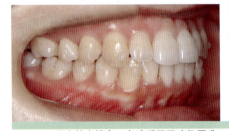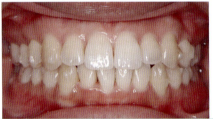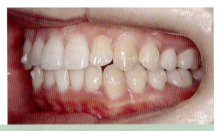

#18/21　牙齿基本排齐，自述后牙区咬物困难

安氏Ⅰ类轻度拥挤病例，治疗的后半部分出现后牙区的咬合接触问题。因此，依次尝试①更换附件进行磨牙伸长，②设置咬合导板（bite ramp），③使用垂直牵引等进行后牙咬合调整。

隐形矫治器具有覆盖殆面的形状特性，在患者紧咬牙和夜磨牙等不良习惯的影响下，虽然改善了主诉中的牙列拥挤，但是磨牙区产生开殆，出现治疗时间延长。

！失败原因

● 覆盖殆面的矫治器形态导致磨牙的压低。

● 紧咬牙，夜磨牙导致磨牙压低。

● 治疗终末位未设计过矫治。

补救措施

● 设置伸长附件和咬合导板（bite ramp）。

● 使用垂直牵引尝试后牙伸长。

● 矫治器的后牙区殆面进行调磨，增加前牙区咬合接触以促进后牙伸长。

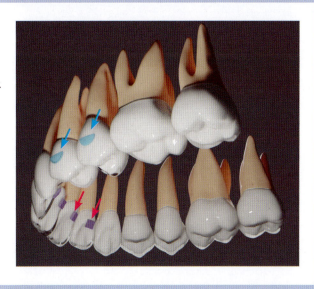

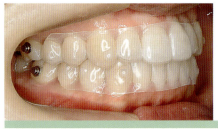 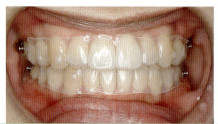 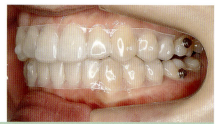

去除后牙区矫治器，开始使用垂直牵引

■ 第二次隐形矫治器治疗

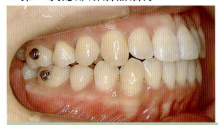 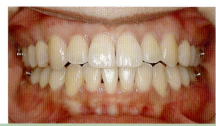 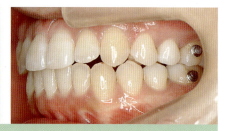

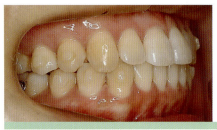 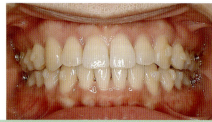 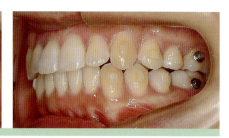

开始调磨隐形矫治器殆面

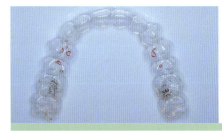 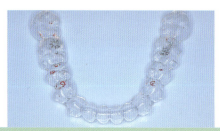

隐形矫治器的后牙殆面调磨后，增强前方部分咬合接触，促进后牙伸长

■ 第三次隐形矫治器治疗

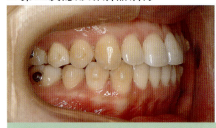 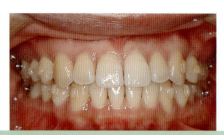 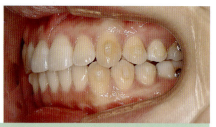

患者要求再少许增加咬合接触，继续调磨隐形矫治器后牙区

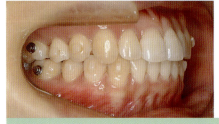 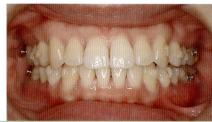 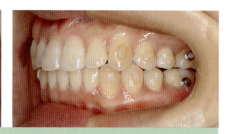

#12/12

保持

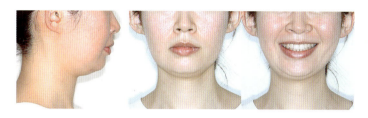

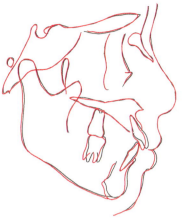

SNA	81.8
SNB	76.7
ANB	5.0（+1）
FMA	23.5（−1）
FMIA	56.5
IMPA	96.9
U1 to FH	108.4（−1）
L1 to Md.pl	96.9
Gonial	125.8（+1）
Ramus	12.3

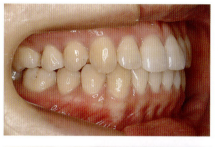

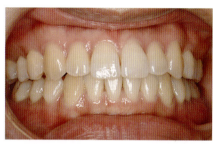

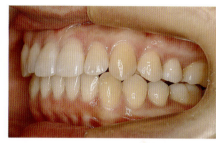

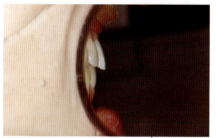

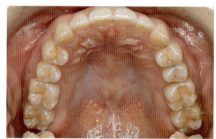

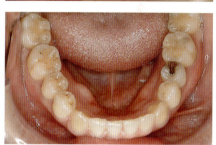

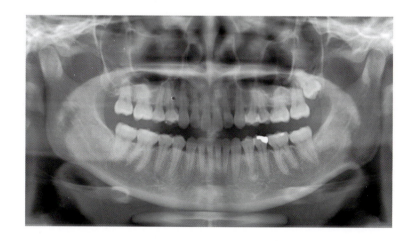

本病例作者：常盘 肇

病例 21

从混合牙列后期开始出现前磨牙开殆、长期咬合发育管理的病例

初诊时状态

12岁6个月，男性

主诉：混合牙列，要求咬合发育管理。上颌尖牙低位唇向错位

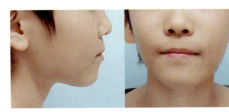

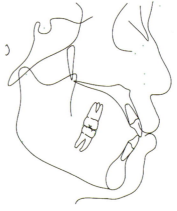

SNA	71.5	（-2）
SNB	72.0	（-2）
ANB	-0.4	（+1）
FMA	20.6	
FMIA	57.8	
IMPA	101.6	
U1 to FH	113.7	（+3）
L1 to Md.pl	101.6	（+1）
Gonial	111.3	（+1）
Ramus	94.0	（+2）

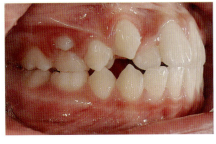
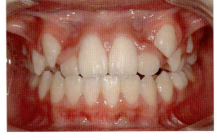
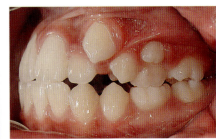

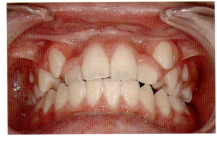
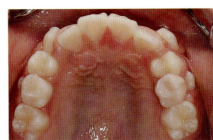
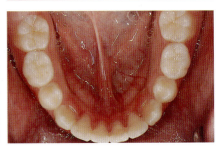

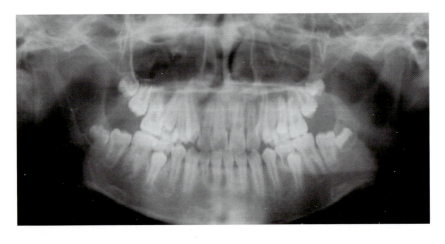

初诊时概况

现病史	无特殊	覆盖	+0.1mm
既往史	8岁开始因体检前来就诊，行肌功能训练	覆𬌗	+0.1mm
		牙弓长度不调	上颌−5.3mm，下颌−2.0mm
不良习惯	侧位或仰卧位睡眠	面型	侧面直面型，正面中等长度面型
先天异常	无特殊		
家族史	无特殊	口唇形态	上下唇正常
Hellman牙龄	Ⅲ B	前牙Bolton指数	76.0%（+1）
牙弓形态	上下颌均为U字形	全牙Bolton指数	96.7%（+1）

诊断

安氏Ⅱ类，上颌尖牙低位唇向错位

问题列表

1. 上颌尖牙低位唇向错位，前牙拥挤

2. 下颌中线右偏

3. Hellman ⅢB期（混合牙列期后期），继发恒牙萌出时期不明确

4. 长期咬合管理，直至 7|7 、 7|7 萌出

治疗计划

1. 隐形矫治器治疗（不拔牙）

2. 保持

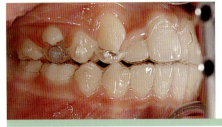 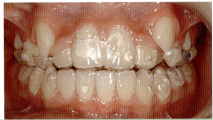 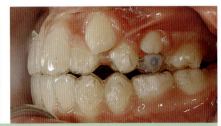

#1/23　6|6 远中移动

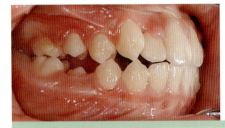 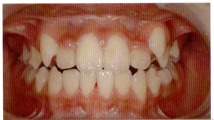 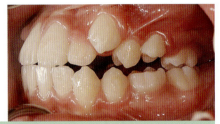

#7/23　除 V| 以外完成乳恒牙替换，7|7 、7|7 未萌出

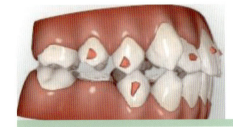 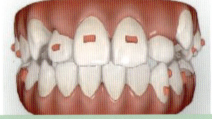 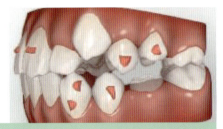

#17/23　计算机模拟动画

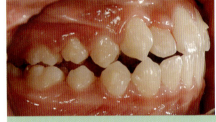 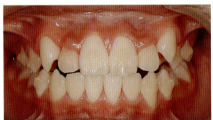 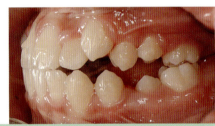

#20/23　6|6 远中移动，获得 3|3 萌出空间，并将其排入牙弓

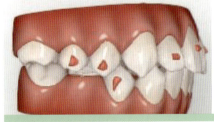 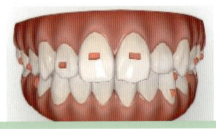 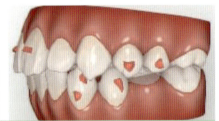

#23/23　计算机模拟画像

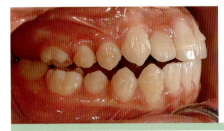 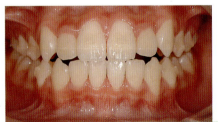 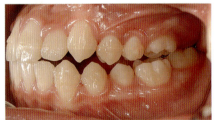

#1/27　7|7 过度萌出，后牙区早接触，有开𬌗趋势

最初采用硅胶牙套和口腔肌肉功能训练（MFT）进行生长发育和咬合诱导管理，后采用隐形矫治器治疗的病例。患者处于Hellman ⅢB期（混合牙列后期），继发恒牙萌出，乳恒牙交替，此时行隐形矫治器治疗需要注意避免矫治器脱轨。但考虑到恒牙萌出量不足导致矫治器固位不足和自然萌出导致的不贴合，使得治疗难以在三维视角下进行预测。在第一次的计算机模拟动画中，未能充分预测和抑制 7|7 过度萌出引起的早接触。

！失败原因

● 恒牙萌出量不足（即使设置附件也容易出现矫治器固位不稳定）。

● 对于尖牙低位唇向萌出等上颌牙萌出高度的差异，使用伸长附件将尖牙排列入牙弓的治疗手法存在未知性。

● 为抑制 7|7 的过度萌出设计的压低移动设计和 7|7 的萌出帽的效果不明确。

补救措施

● 行 6|6 远中移动和 7|7 压低移动。

● 等待 7|7 萌出，排入上牙弓。

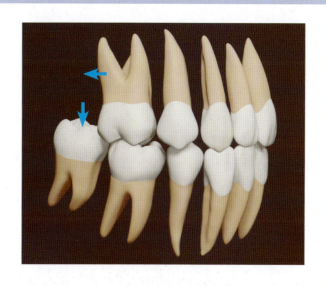

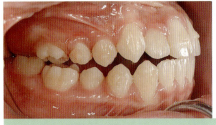 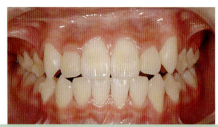 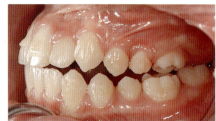

#1/27　后牙区早接触、侧方开𬌗

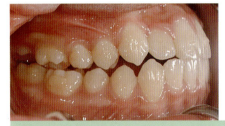 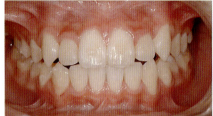 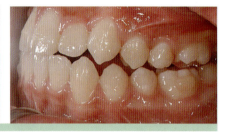

#8/27　后牙区开𬌗改善

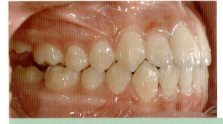 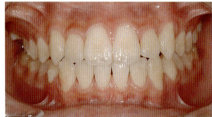 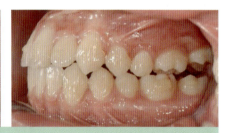

#15/27　后牙区开𬌗几乎完全改善

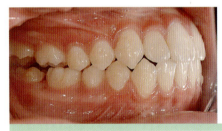 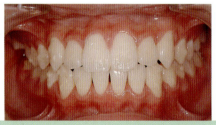 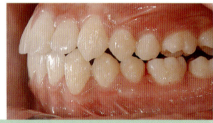

#27/27　<u>7 | 7</u> 萌出过程观察

主动治疗完成

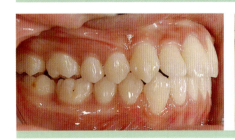 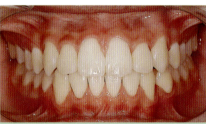 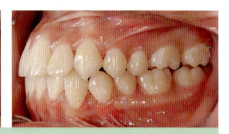

保持

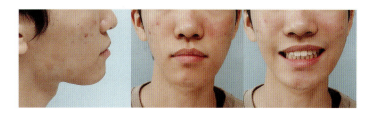

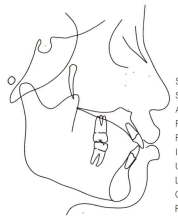

SNA	75.6（−1.8）
SNB	75.4（−1.6）
ANB	0.1（−1.0）
FMA	22.5（+2）
FMIA	44.1（−2）
IMPA	102.5（+1.1）
U1 to FH	111.9（+1.5）
L1 to Md.pl	102.5（+1.1）
Gonial	113.0（+2）
Ramus	94.0（+2）

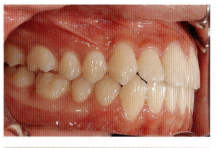
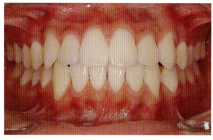
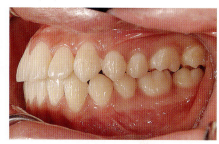

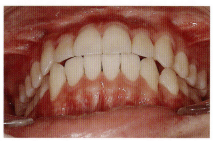
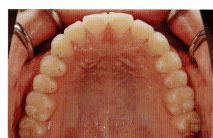
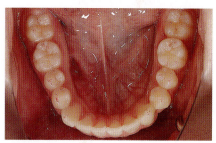

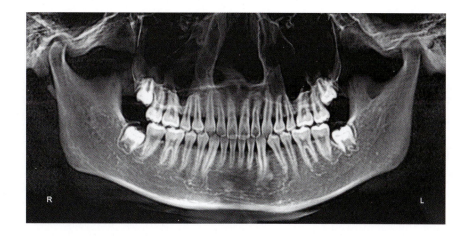

本病例作者：天野锦治

病例 22

上颌严重拥挤伴下颌后缩的病例，⌐5 的近中倾斜未能改善

初诊时状态

27岁，女性
主诉：上颌前牙区拥挤

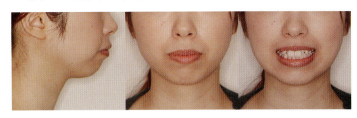

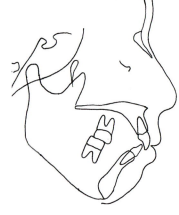

SNA	84.9 (+0.7)
SNB	73.8 (−1.5)
ANB	11.1 (+4.3)
FMA	32.8 (+0.8)
FMIA	44.1
U1 to FH	102.0 (−1.6)
L1 to Md.pl	103.1 (+1.2)
Gonial	121.1 (−0.2)
Ramus	−1.7 (−1.0)

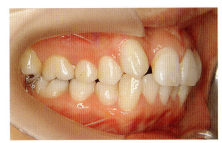

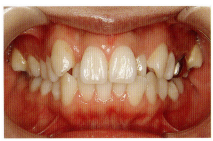

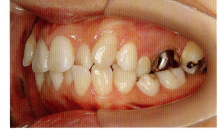

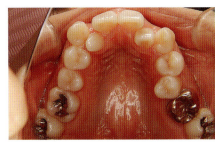

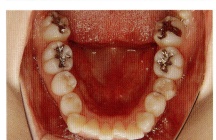

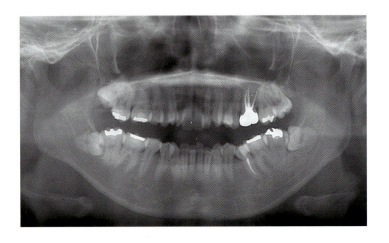

初诊时概况

现病史	无特殊	覆盖	+3.5mm
既往史	无特殊	覆𬌗	+3.0mm
不良习惯	无特殊	牙弓长度不调	上颌−5.2mm，下颌−2.5mm
先天异常	无特殊	面型	侧面凸面型，正面短面型
家族史	无特殊	口唇形态	上下唇松弛
Hellman牙龄	ⅣA	前牙Bolton指数	82.7%（+3）
牙弓形态	上下颌均为V字形	全牙Bolton指数	95.9%（+2）

诊断

骨性Ⅱ类，安氏Ⅱ类，牙列拥挤，下颌后缩

问题列表

1. 2|2 舌向错位
2. 2|2 过小牙
3. 上下颌牙列拥挤
4. |7 与 7| 、 7| 与 |7 锁𬌗
5. |5 近中倾斜，晚萌
6. 上下颌中线不齐

治疗计划

1. 4|4 、 8|8 、 8|8 拔除（ 8|8 患者拒绝拔牙）
2. 隐形矫治器治疗
3. 邻面去釉
4. 保持

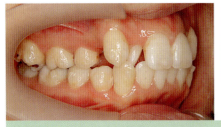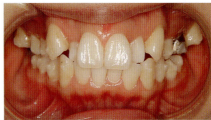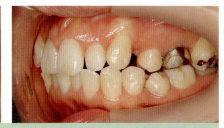

#16/46

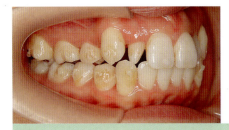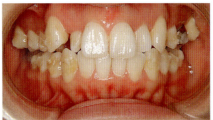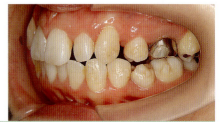

#26/46

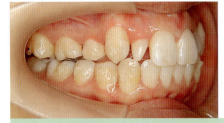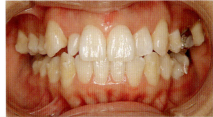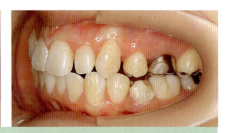

#31/46 「5 设置舌侧扣，Ⅲ类牵引尝试直立

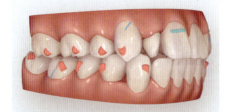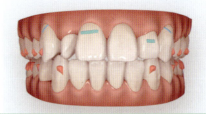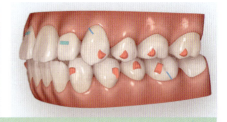

#38/46 计算机模拟动画

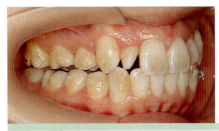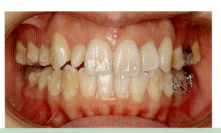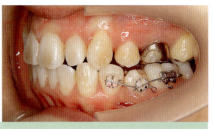

#38/46 「5 未能改善

本病例的陷阱

　　像本病例这种程度的 5̄ 近中倾斜、晚萌，最初制订治疗计划时认为无须特别注意。然而，治疗未能按预想进行， 5̄ 处也未见相应改善（如采用固定矫治器治疗或许不难改善）。因此，去除 5̄ 的附件，并设置舌侧扣，尝试采用Ⅲ类牵引直立，然而结果仍未能改善。

　　本病例中，下颌左侧磨牙先行远中移动，获得排列 5̄ 的空间后再行直立的治疗计划可行性更高。

！失败原因

- 没有达成充分考虑前磨牙近中倾斜或晚萌的分步设计。
- 附件的设置位置和颌间牵引的相关预测不足。

补救措施

- 可以通过仅使用隐形矫治器首先远中移动下颌左侧磨牙，获得间隙后再排列 5̄ 。但此方法将导致矫治器的总数变多。因此，与患者沟通后，选择暂时在下颌左侧后牙区设置片段弓治疗 5̄ 的方案。

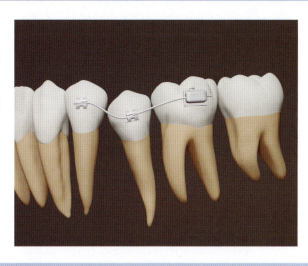

补救技巧

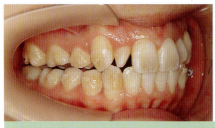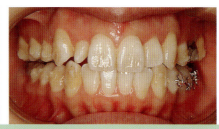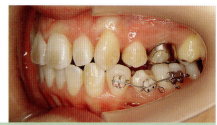

#38/46　使用片段弓开始补救

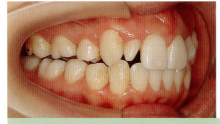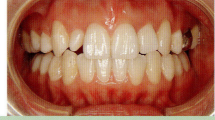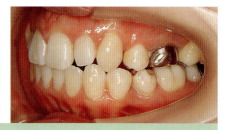

#42/46　为直立 5̲ 去除片段弓

■ 第二次隐形矫治器治疗

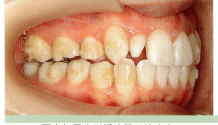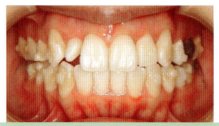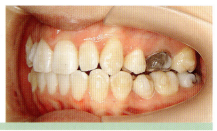

#5/28　再次仅用隐形矫治器开始治疗

■ 第三次隐形矫治器治疗

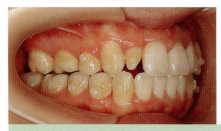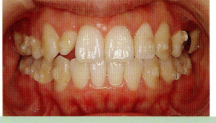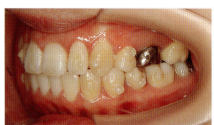

#9/20　左右前磨牙设置舌侧扣，使用颌间牵引

主动治疗结束

■ 第四次隐形矫治器治疗

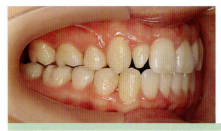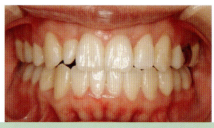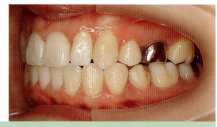

#12/15

保持

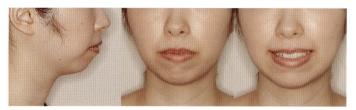

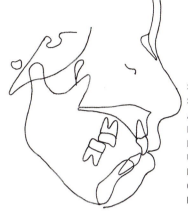

SNA	84.0	(+0.5)
SNB	72.6	(−1.8)
ANB	11.4	(+4.4)
FMA	33.8	(+1.0)
FMIA	47.9	
U1 to FH	102.6	(−1.5)
L1 to Md.pl	92.3	(+0.3)
Gonial	120.4	(−0.4)
Ramus	−3.4	(−1.4)

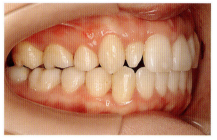
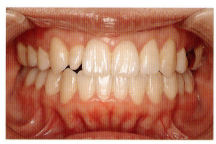
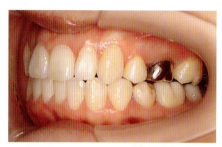

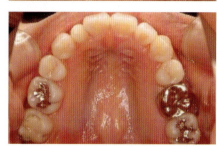
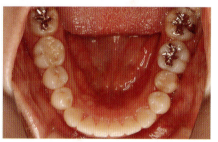

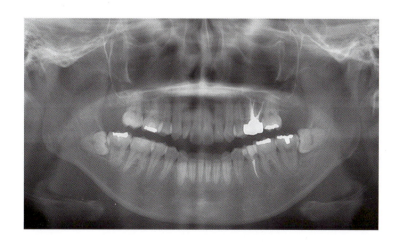

本病例作者：东野良治

病例 23

隐形矫治引起后牙开𬌗的病例

初诊时状态

19岁，女性

主诉：上颌前牙区拥挤，后牙区咬合关系不佳

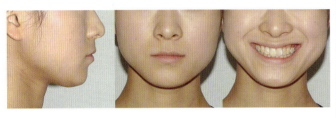

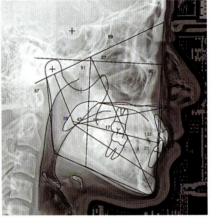
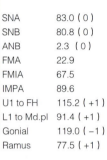

SNA	83.0（0）
SNB	80.8（0）
ANB	2.3（0）
FMA	22.9
FMIA	67.5
IMPA	89.6
U1 to FH	115.2（+1）
L1 to Md.pl	91.4（+1）
Gonial	119.0（-1）
Ramus	77.5（+1）

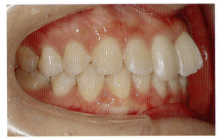
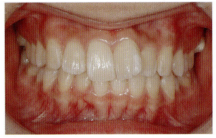
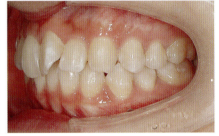

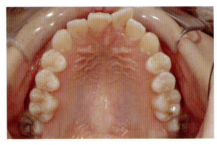
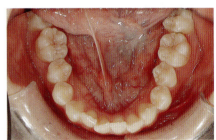

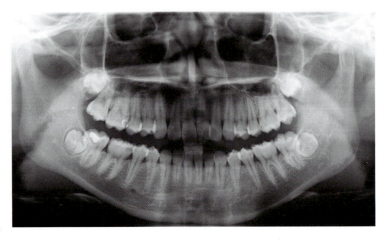

初诊时概况

现病史	无特殊	覆盖	+4.5mm
既往史	无特殊	覆𬌗	+3.5mm
不良习惯	紧咬牙（TCH）	牙弓长度不调	上颌−3.5mm，下颌−4.0mm
先天异常	无特殊	面型	侧面直面型，正面短面型
家族史	无特殊	口唇形态	上下唇正常
Hellman牙龄	Ⅳ C	前牙Bolton指数	78.0%（+1）
牙弓形态	上下颌均为卵圆形	全牙Bolton指数	91.4%（−）

诊断

骨性Ⅰ类，安氏Ⅰ类，拥挤，左侧磨牙锁𬌗

问题列表

1. Spee曲线、Wilson曲线过深
2. 上前牙拥挤
3. 下后牙舌倾
4. 上颌中线左偏
5. ⟌7 颊向错位导致锁𬌗
6. 微笑曲线（颊廊过大）

治疗计划

1. 8⟌8、8⟌8 拔除（患者拒绝拔牙）
2. 隐形矫治器治疗（不拔牙）
3. 保持

第一次隐形矫治器治疗（1年2个月）

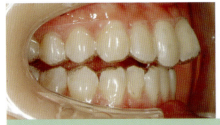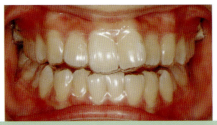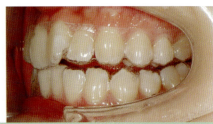

#1/24　锁𬌗处与隐形矫治器发生咬合干扰，早接触导致开𬌗

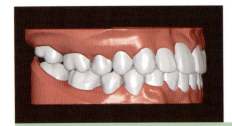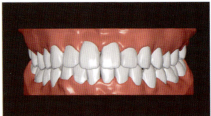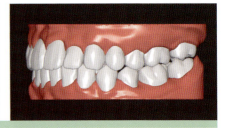

#24/24　计算机模拟动画

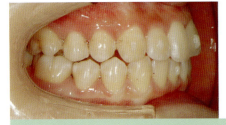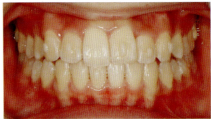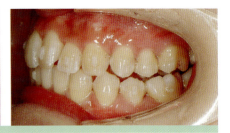

#24/24　前磨牙区开𬌗，上颌前牙区拥挤，中线偏斜

重启（10个月）

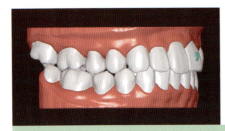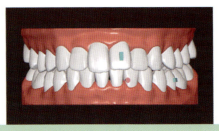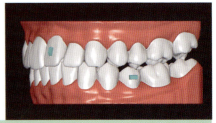

设计左侧后牙区的咬合关系改善。#1/8 → #5/8时，后牙区矫治器一部分切断

本病例的陷阱

　　本病例采用不改变侧貌的不拔牙隐形矫治器治疗方案。矢状向上，为使上下前牙区不发生唇向倾斜，控制牙体长轴的同时纠正下后牙的近中倾斜。垂直向上，为了改善过深的Spee曲线，设计下后牙颊向直立和前磨牙升高。另外，通过上下颌扩弓改善微笑时过大的颊廊和上颌中线左偏的问题。

　　由于患者拒绝拔除 8|8 与 8|8，即使矫治器每2周更换，第17步时仍出现切牙间空隙及前磨牙区开𬌗。行至第22步第一次治疗结束，仍可见拥挤、中线偏斜以及双侧后牙区开𬌗。

　　可以判断即便使用追加矫治器，前磨牙开𬌗也无法改善。

！失败原因

- 为了改善Spee曲线，使用了设计下颌后牙颊舌向和近远中向直立的隐形矫治器。但由于未考虑过矫治，下颌磨牙的远中直立不足。
- 紧咬牙导致后牙区的压低治疗更加困难。

补救措施

- 为了改善前磨牙区开𬌗，下颌矫治器在双侧尖牙处剪断，下颌前磨牙粘接舌侧扣，上颌矫治器的前磨牙颈部剪开，悬挂垂直牵引直立和升高下颌后牙区（由于隐形矫治器边缘覆盖牙龈2mm以上，橡皮筋直接悬挂在上颌的矫治器上）。
- 仍无法改善时，后牙区粘接固定矫治器调整牙体长轴。

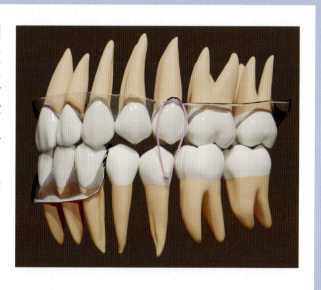

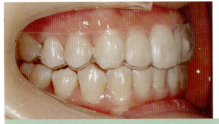 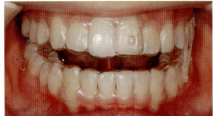 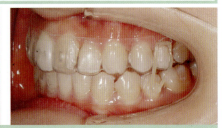

#5/8　下颌前磨牙粘接舌侧扣以便悬挂垂直牵引

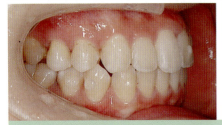 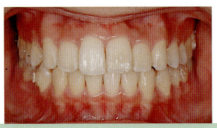 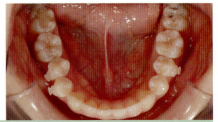

#7/8　垂直牵引改善前磨牙开𬌗，但 5| 发生扭转

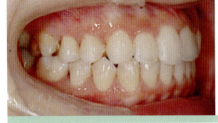 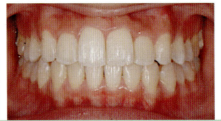 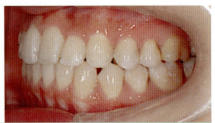

#8/8　橡皮链改善 5| 近中扭转，去除粘接扣

■ 第三次隐形矫治器治疗（10个月）

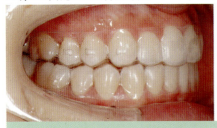 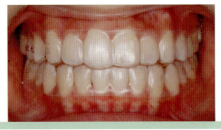 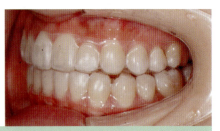

#1/10　进行上下颌中线、咬合改善等最终调整

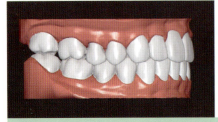 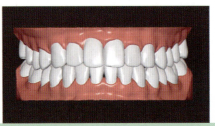 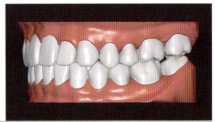

#10/10

主动治疗完成

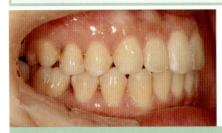 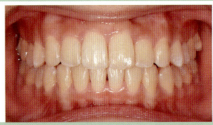 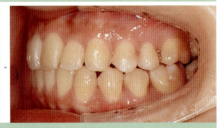

保持

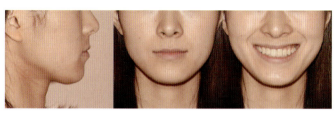

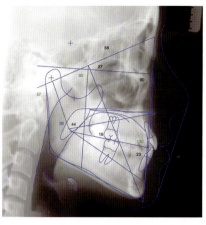

SNA	83.0	(0)
SNB	81.0	(0)
ANB	2.0	(0)
FMA	23.2	
FMIA	65.0	
IMPA	91.8	
U1 to FH	114.9	(+1)
L1 to Md.pl	91.8	(+1)
Gonial	120.6	(−1)
Ramus	75.5	(0)

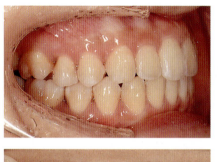

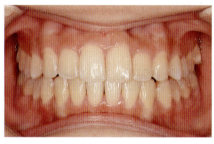

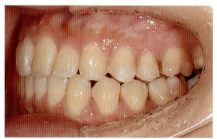

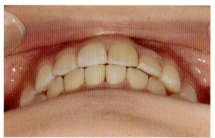

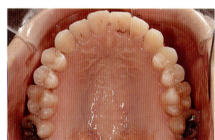

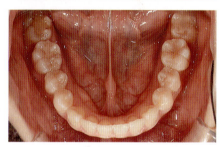

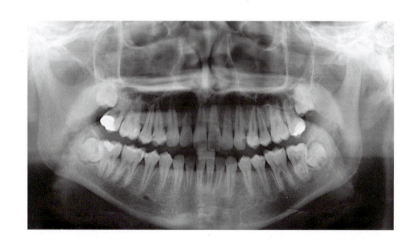

本病例作者：文野弘信

病例 24

牙弓横向扩大时需要引起注意的锁𬌗病例

初诊时状态

25岁，女性

主诉：咬合关系不佳（有正畸治疗史）

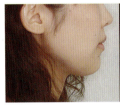
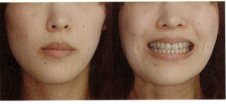

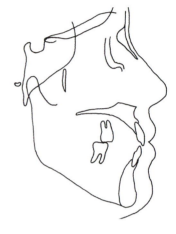

SNA	83.2（+1）
SNB	80.2（+1）
ANB	3.0（−1）
FMA	36.2（+2）
FMIA	57.2（+1）
IMPA	86.6（−2）
U1 to FH	101.2（−2）
L1 to Md.pl	86.6（−2）
Gonial	123.7（+1）
Ramus	92.5（+2）

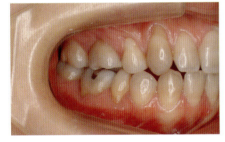
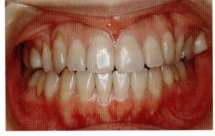
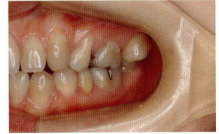

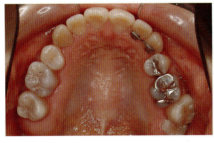
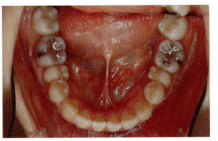

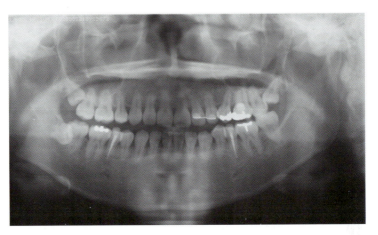

初诊时概况

现病史	无特殊	覆盖	+2.3mm
既往史	曾进行正畸治疗	覆𬌗	+1.3mm
不良习惯	无特殊	牙弓长度不调	上颌−1.5mm，下颌−0.5mm
先天异常	无特殊	面型	侧面直面型，正面下颌右偏
家族史	无特殊	口唇形态	上下唇松弛
Hellman牙龄	Ⅳ A	前牙Bolton指数	—
牙弓形态	上下颌均为U字形	全牙Bolton指数	—

诊断

骨性Ⅰ类，安氏Ⅱ类，7| 与 |7 锁𬌗

问题列表

1. 5|5 过度调磨（外院正畸治疗时）
2. 上下颌前牙区牙根吸收
3. 4|4 已拔除

治疗计划

1. 拔除 5|5，改善磨牙关系
2. 去除|23 固定式保持器
3. 隐形矫治器治疗
4. 保持

第一次隐形矫治器治疗（1年4个月）

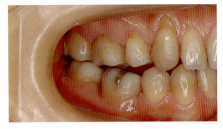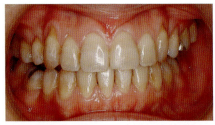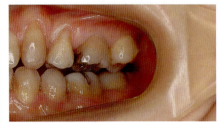

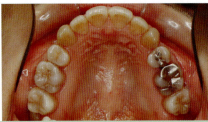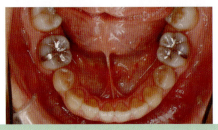

#33/42

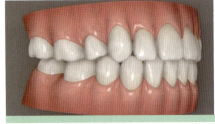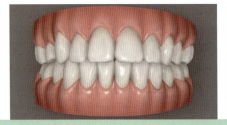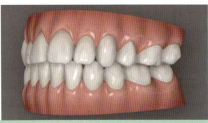

#42/42　计算机模拟动画

本病例的陷阱

　　隐形矫治器覆盖牙齿整体，装置和牙体的接触面积大。因此，相比扩弓器等装置，隐形矫治器对于支抗和𬌗宽度的控制更为容易。然而，在改善7̲、7̲锁𬌗的过程中，不仅7̲未向腭侧移动，5̲6̲和5̲6̲处的牙弓宽度也出现不调。测量第一磨牙间宽度时发现，上颌设计从初诊时的46.4mm减少至44.9mm，实际却扩大至48.0mm。下颌预计从初诊时的43.1mm减少至39.5mm，实际为40.1mm。与上颌相比，下颌受到的影响较小。

❗ 失败原因

- 对于牙齿的颊舌向移动，隐形矫治器强度不足，发生变形。
- 治疗中，未能目视确认矫治器的不贴合，误认为牙齿移动与计算机模拟动画一致。

↻ 补救措施

- 最初的模拟动画中仅设计7̲的腭向平行移动，新计划中增大转矩的同时进行7̲、7̲的倾斜移动。

- 7̲、7̲进行轻微的远中移动，增加牙周膜的可动范围，易于随后的倾斜移动。另外，还可以减轻5̲6̲和5̲6̲处的反作用力。

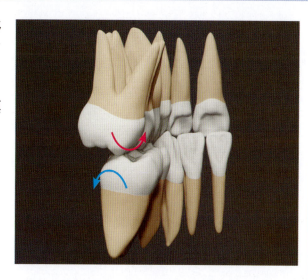

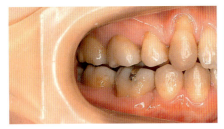 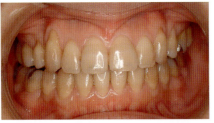 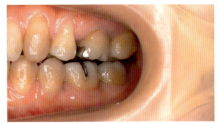

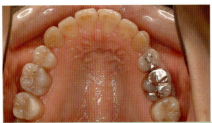 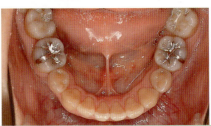

　　本病例中未使用的技巧：后牙区深覆𬌗的病例，使用咬合导板（bite ramp）抬高咬合后，可出现上下颌牙齿容易咬合的现象。

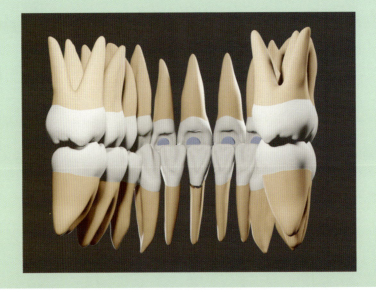

保持

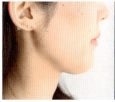 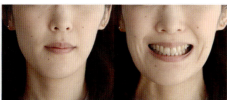

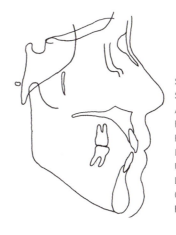

SNA	83.1	（+1）
SNB	79.8	（+1）
ANB	3.3	（−1）
FMA	37.6	（+2）
FMIA	61.6	（+2）
IMPA	80.8	（−3）
U1 to FH	96.5	（−3）
L1 to Md.pl	80.8	（−3）
Gonial	125.2	（+1）
Ramus	92.5	（+2）

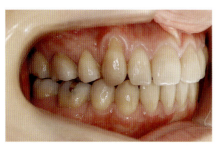 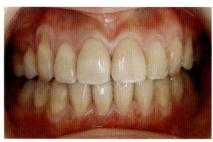 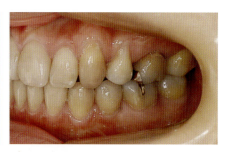

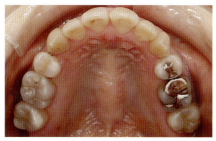 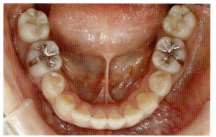

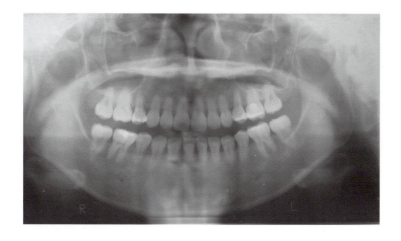

本病例作者：盐滨靖宜

病例 25

隐形矫治中颌位发生较大变化的病例

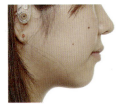
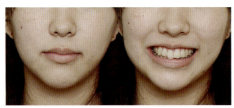
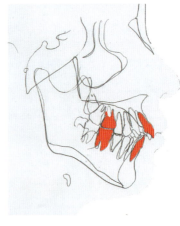

初诊时状态

19岁，女性

主诉：上颌前牙区唇向倾斜，|7 近中倾斜

SNA	77.2（-2）
SNB	72.9（-2）
ANB	4.3（+1）
FMA	37.7
FMIA	51.9
IMPA	90.4
U1 to FH	113.7（+3）
L1 to Md.pl	90.4（+1）
Gonial	130.1（+1）
Ramus	87.5（+2）

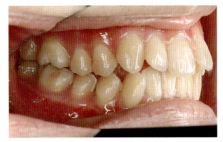
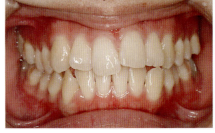
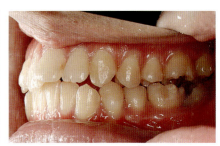
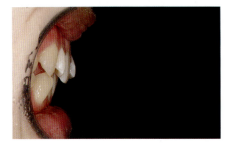
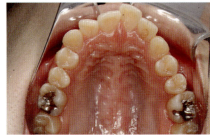
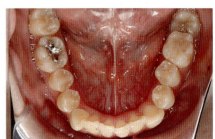
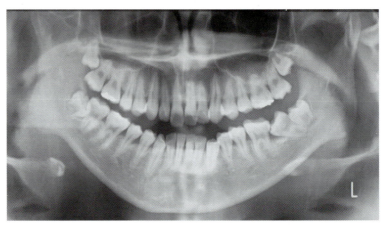

初诊时概况

现病史	颞下颌关节紊乱病（右侧可复性盘前移位，左侧不可复性盘前移位。CBCT提示双侧髁突吸收）	覆盖	+6.5mm
		覆𬌗	+5.0mm
		牙弓长度不调	上颌−2.5mm，下颌−4.5mm
		面型	侧面直面型，正面存在变形
既往史	5~6年前有张口困难史	口唇形态	上下唇松弛
不良习惯	咬下唇	前牙Bolton指数	78.7%（+1）
先天异常	无特殊	全牙Bolton指数	93.6%（+1）
家族史	无特殊		
Hellman牙龄	ⅣA		
牙弓形态	上下颌均为U字形		

诊断

右侧安氏Ⅱ类，左侧安氏Ⅲ类，上下颌牙性前突

问题列表

1. 骨性错𬌗畸形，𬌗平面偏斜
2. 下颌后下方旋转导致的骨性Ⅱ类
3. 上颌前牙区唇向倾斜
4. 下颌前牙区舌向倾斜
5. 下颌中线右偏
6. ⌊7 近中倾斜

治疗计划

1. 8⌋8 、 ⌈8⌋8 拔除
2. 左侧片段弓直立近中倾斜的⌊7
3. 支抗钉改善𬌗平面偏斜（患者拒绝使用支抗钉）
4. 隐形矫治器治疗（不拔牙）
5. 保持

第一次隐形矫治器治疗（3年）

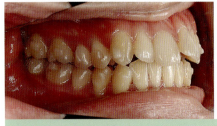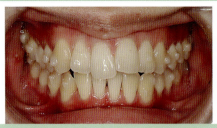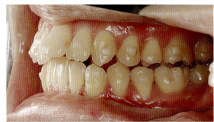

#23/69

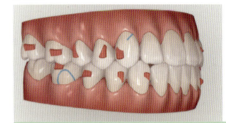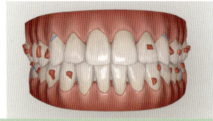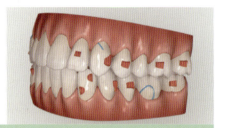

#69/69　计算机模拟动画

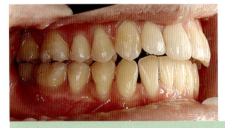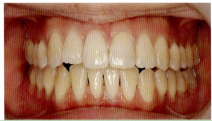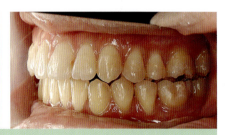

#69/69

重启

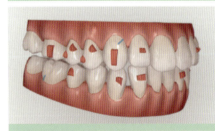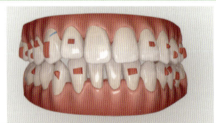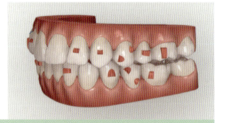

#1/56　→ 使用至#24/56中止

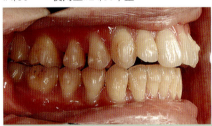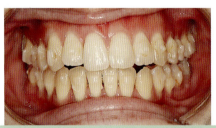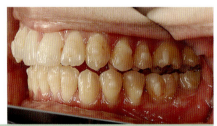

下颌偏移加重，重新检查

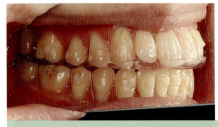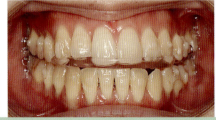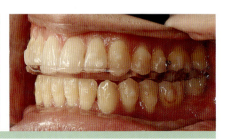

佩戴粭垫，不适主诉消失，但咬合关系依然不稳定

本病例的陷阱

由于侧貌良好，考虑拔除 8|8 、 8|8 后上下牙弓远中移动。另外，为改善 1|1 唇倾，考虑邻面去釉后治疗较为容易。由于患者存在颞下颌关节紊乱症状，建议远中移动时使用支抗钉增加支抗。但由于患者本人拒绝，最后采用了颌间牵引。最终导致颌位不稳定的情况持续，患者每次复诊时治疗目标位无法确定，治疗时间延长。治疗过程中，虽尝试使用𬌗垫，依然未能获得稳定的生理性颌位。

！失败原因

- 覆盖𬌗面的隐形矫治器形状和颞下颌关节异常，这两个要素相加使得治疗难度增加。颞下颌关节病的既往史合并后牙区牙列拥挤时咬合不稳定，应注意隐形矫治器覆盖𬌗面的问题。

- 未能预测到颞下颌关节异常的加重。

- 治疗后重新行头影测量，发现下颌下缘平面角度开大并向上弯曲，磨牙区下方的下颌体高度变小。由于这样的下颌骨形态常见于长时间无法正常咬合的患者，这些特征在治疗中应有所反映。

补救措施

- 为了进行精细的牙齿移动和覆𬌗控制，改为固定矫治器治疗，采用支抗钉增强支抗联合使用Ⅱ类牵引。

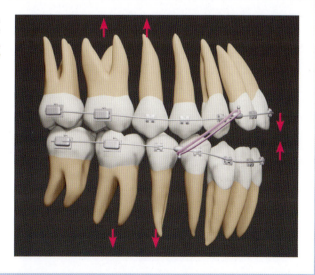

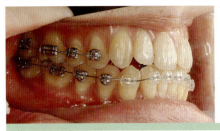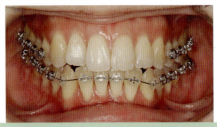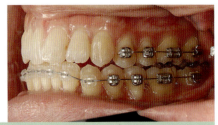

再次建议患者使用支抗钉，得到患者同意

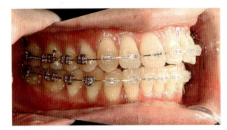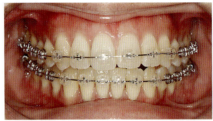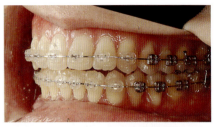

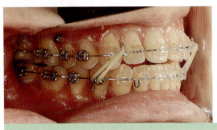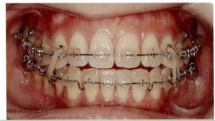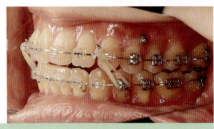

悬挂从 2|2 远中至 4|4 的短Ⅱ类牵引，改善覆𬌗

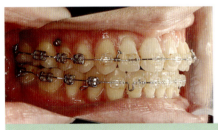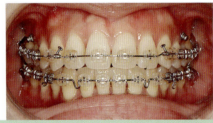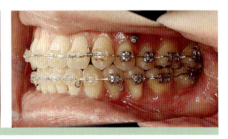

使用支抗钉进行固定矫治器治疗1年

主动治疗完成

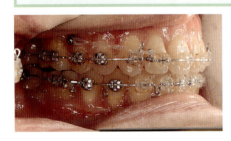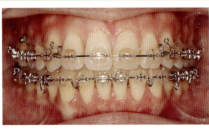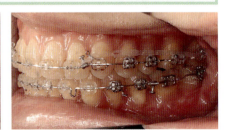

保持

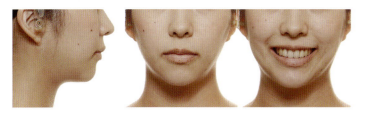

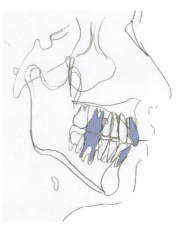

SNA	77.0	（−2）
SNB	71.2	（−2）
ANB	5.8	（+3）
FMA	36.4	（+2）
FMIA	44.1	（−2）
IMPA	99.6	（+1）
U1 to FH	95.3	（−3）
L1 to Md.pl	99.6	（+1）
Gonial	128.5	（+2）
Ramus	87.5	（+2）

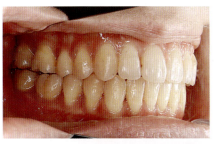

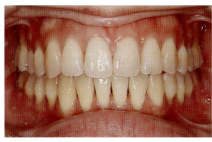

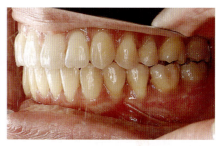

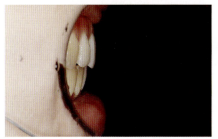

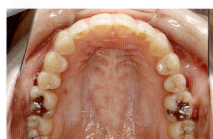

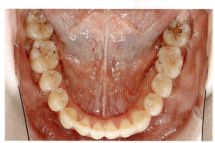

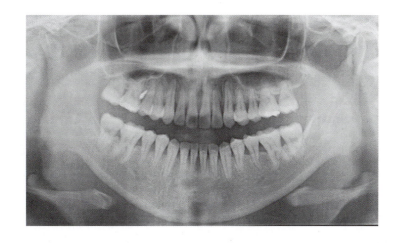

本病例作者：槙 宏太郎

病例 26
治疗过程中出现咬合不稳定的前磨牙拔牙病例

初诊时状态

23岁，女性

主诉：上颌前牙区拥挤

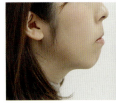
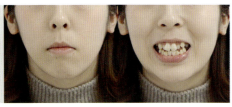

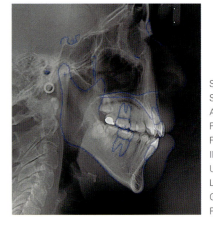

SNA	80.8
SNB	73.9
ANB	6.9
FMA	43.8
FMIA	49.2
IMPA	87.0
U1 to FH	98.9
L1 to Md.pl	87.0
Gonial	127.7
Ramus	96.0

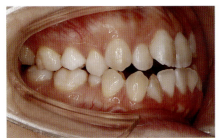
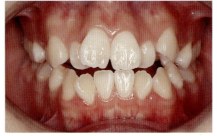
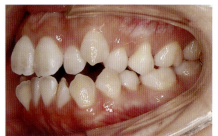

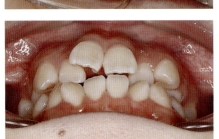
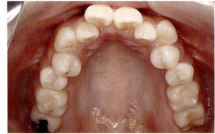
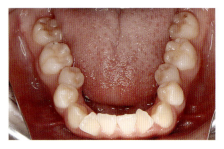

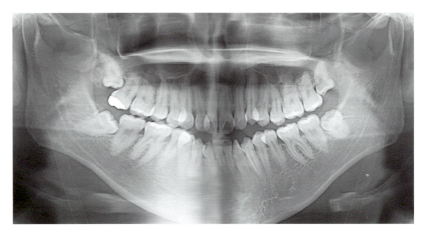

初诊时概况

现病史	无特殊	覆盖	右侧+2.0mm，左侧±0.0mm
既往史	无特殊	覆𬌗	右侧−1.0mm，左侧±0.0mm
不良习惯	无特殊	牙弓长度不调	上颌−7.0mm，下颌−9.0mm
先天异常	无特殊	面型	侧面凸面型，正面长面型
家族史	无特殊	口唇形态	上下唇正常
Hellman牙龄	ⅣA	前牙Bolton指数	79.1%（+1）
牙弓形态	上下颌均为U字形	全牙Bolton指数	90.9%（−1）

诊断

骨性Ⅱ类，右侧安氏Ⅲ类，左侧安氏Ⅰ类，上下颌牙列拥挤

问题列表

1. 下颌后下方旋转导致骨性Ⅱ类

2. 右侧安氏Ⅱ类，左侧安氏Ⅰ类

3. 前牙区开𬌗

4. 上下颌前牙区舌向倾斜

5. 严重的牙列拥挤

6. 上颌中线右偏（1.0mm）

治疗计划

1. 4|4、4|4、8|、8|拔除

2. 隐形矫治器治疗（上颌右侧磨牙近中移动约2mm达成安氏Ⅰ类。前牙区改善拥挤的同时向舌侧移动关闭间隙）

3. 保持

第一次隐形矫治器治疗（1年）

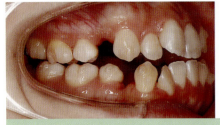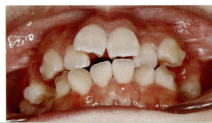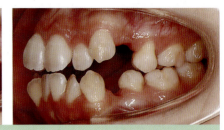

#6/69 <u>3 3</u>、<u>3 3</u>远中移动，上颌右侧磨牙近中移动

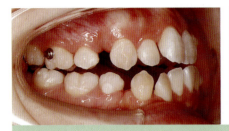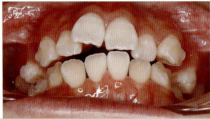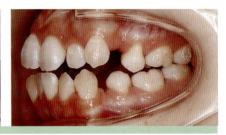

#16/69 仅在右侧使用Ⅲ类牵引，以辅助右侧磨牙近中移动

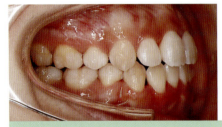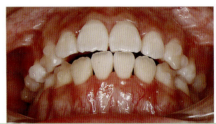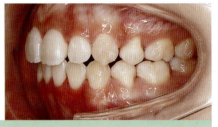

#36/69 右侧原本是安氏Ⅰ类，治疗中左侧呈现安氏Ⅱ类趋势，右侧前牙区覆盖变大。故设计拔除<u>8</u>，上颌左侧后牙远中移动至安氏Ⅰ类

重启（1年）

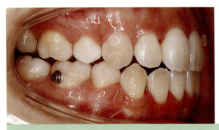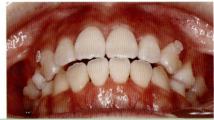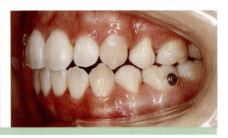

#11/47 <u>3 3</u>、<u>6 6</u>联合Ⅱ类牵引

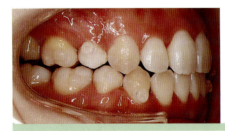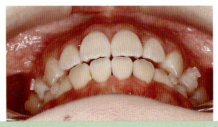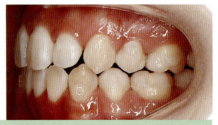

#34/47 每次来院复诊时调整颌间牵引以对齐中线，但后牙区咬合始终不稳定

由于治疗开始前便自觉咀嚼肌力弱，开始使用颌间牵引后出现颌位不稳定，每次复诊时咬合关系均发生较大变化。为解决上述问题，不得不频繁改变橡皮筋牵引的悬挂位置，如在悬挂Ⅱ类牵引后，下次复诊时要改为Ⅲ类牵引。

！失败原因

● 未能考虑到隐形矫治器覆盖殆面导致颌位容易改变。

● 咀嚼肌力弱的患者使用重力颌间牵引，更容易导致颌位不稳定。

补救措施

● 上颌继续使用隐形矫治器伸长磨牙，下颌 3‾|‾3 舌侧丝保持器固定，期待后牙区自然升高。

● 3|3 、 3‾|‾3 唇面粘接舌侧扣，悬挂轻力垂直牵引促进前牙区咬合接触。上颌矫治器的后牙区殆面磨薄，调磨成佩戴矫治器咬合时前牙区接触后牙区不接触的状态。

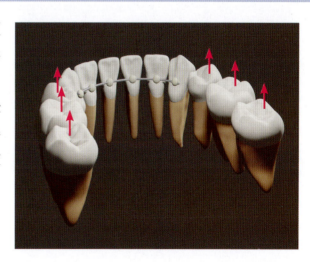

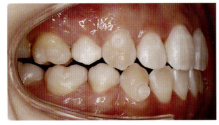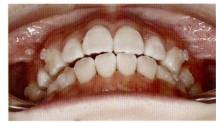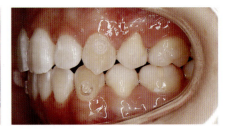

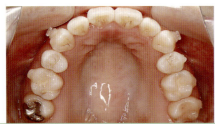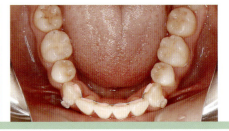

#40/47　3⏋3 舌侧丝保持器固定，期待下颌后牙自然伸长

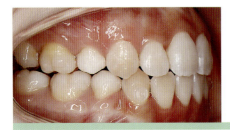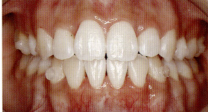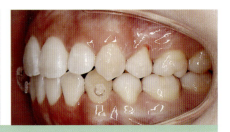

#44/47　颌位稳定

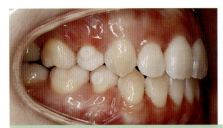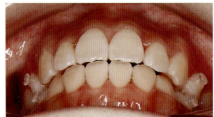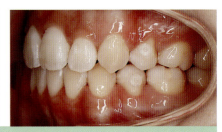

单独在上颌使用追加矫治器设计后牙区伸长移动，下颌 3⏋3 舌侧丝保持器固定

主动治疗完成

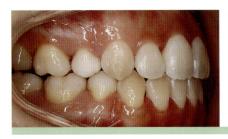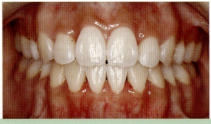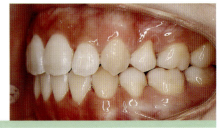

保持

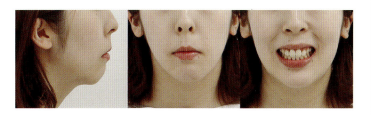

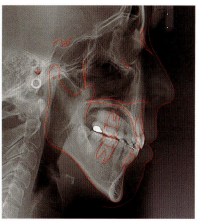

SNA	79.8
SNB	73.6
ANB	6.2
FMA	44.6
FMIA	51.1
IMPA	84.3
U1 to FH	94.9
L1 to Md.pl	84.3
Gonial	127.0
Ramus	97.7

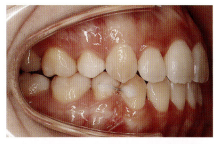

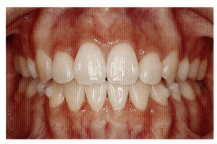

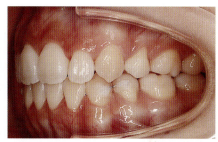

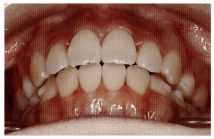

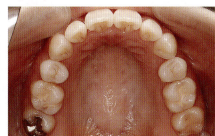

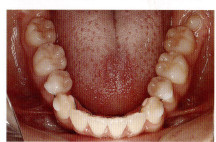

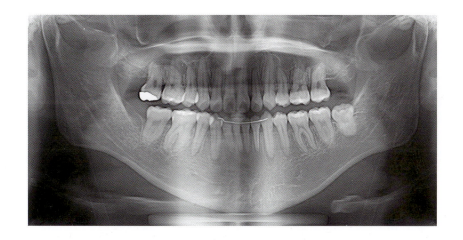

本病例作者：窪田正宏

病例 27

花费较长时间改善牙齿重度扭转的病例

初诊时状态

52岁，女性

主诉：前牙区拥挤

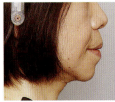
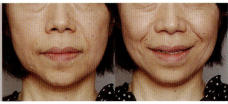
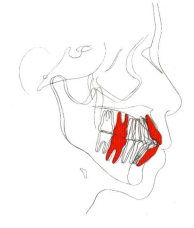

SNA	86.7（+1）
SNB	83.3（+1）
ANB	3.4（+1）
FMA	32.8
FMIA	45.2
IMPA	101.9
U1 to FH	117.4（+2）
L1 to Md.pl	101.9（+1）
Gonial	139.0（+3）
Ramus	73.8（−3）

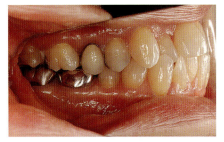
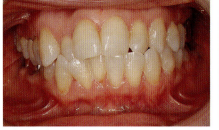
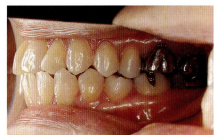
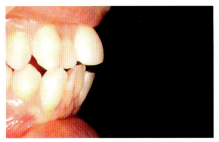
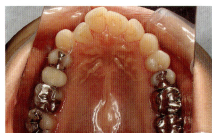
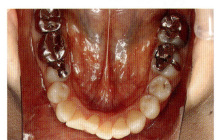
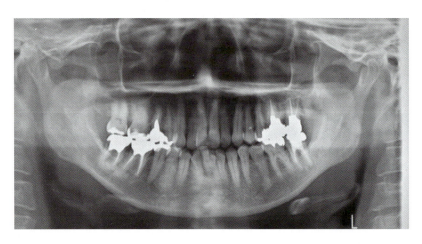

初诊时概况

现病史	无特殊	覆盖	+4.0mm
既往史	无特殊	覆𬌗	+2.0mm
不良习惯	无特殊	牙弓长度不调	上颌−4.0mm，下颌−4.0mm
先天异常	无特殊	面型	侧面直面型
家族史	无特殊	口唇形态	上下唇正常
Hellman牙龄	Ⅳ A	前牙Bolton指数	81.0%（+2）
牙弓形态	上下颌均为U字形	全牙Bolton指数	95.0%（+2）

诊断

骨性Ⅰ类，左侧安氏Ⅰ类，右侧安氏Ⅲ类，前牙区拥挤

问题列表

1. 骨性Ⅰ类
2. 左侧安氏Ⅰ类，右侧安氏Ⅲ类
3. 前牙区拥挤
4. 上颌中线右偏（1.0mm）
5. ⌐5 扭转

治疗计划

1. 隐形矫治器治疗
2. 保持

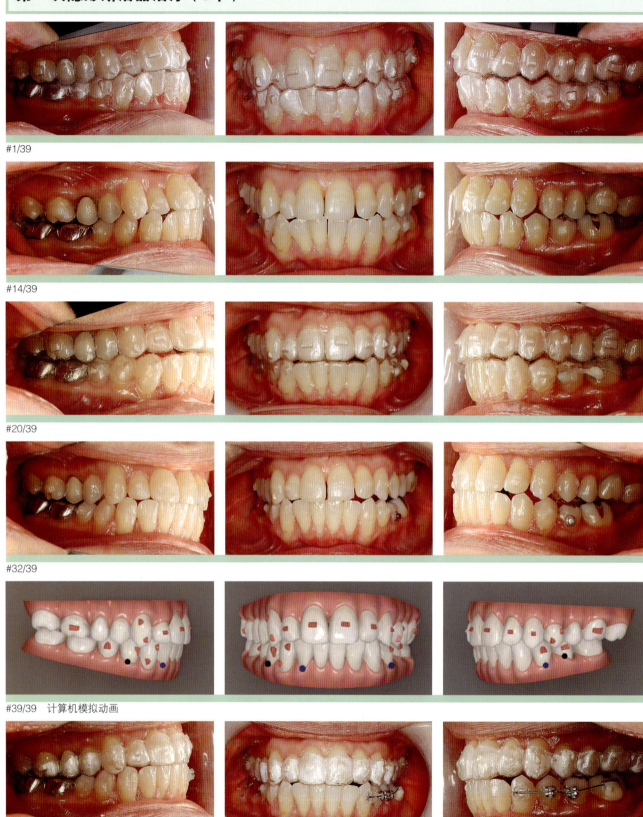

#1/39

#14/39

#20/39

#32/39

#39/39　计算机模拟动画

#39/39

本病例的陷阱

错误的认为这种程度的 $\overline{5|}$ 扭转不需要事先制造间隙，就强行开始治疗。改善牙齿的扭转时，应制造比牙齿宽度更大的间隙。待牙齿最宽处通过邻面触点后，再行间隙关闭。另外，移动过程中从远中移动的邻牙（$\overline{6|}$）处悬挂橡皮链牵引，导致下颌矫治器整体发生预料之外的变形。牙体长轴的倾斜未能改善，与计算机模拟动画的状态大相径庭。

！失败原因

- 制订了缩短治疗时间的治疗计划。应该依照顺序：①在 $\overline{6|}$ 设置附件，进行远中移动；②旋转的同时伸长 $\overline{5|}$ 。
- 未能设置改善下颌前牙区倾斜的附件。

补救措施

- 使用固定矫治器改善 $\overline{5|}$ 的扭转和下颌左侧的开殆。
- 追加矫治器，在 $\overline{2|2}$ 处设置附件，并行邻面去釉。

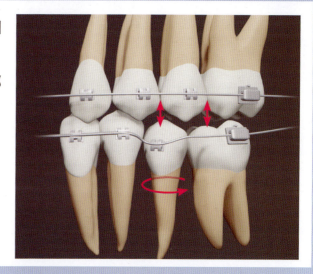

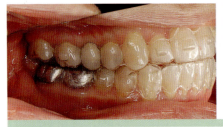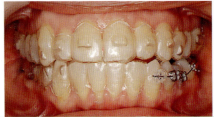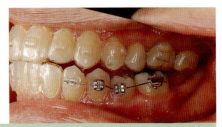

由于⌐5 移动缓慢，采用片段弓治疗

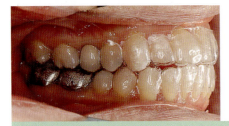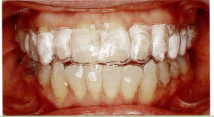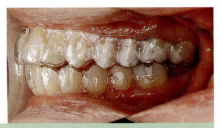

使用隐形矫治器关闭⌐12 间空隙

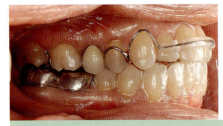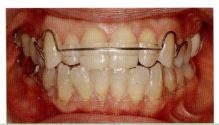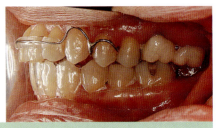

上颌佩戴Spring retainer，关闭⌐12 间空隙，旋转⌐2，下颌佩戴透明保持器

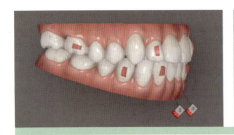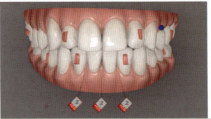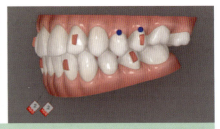

#21/21 计算机模拟动画。为关闭间隙进行重启

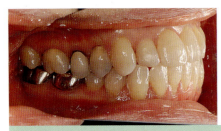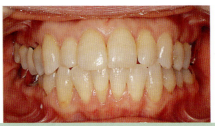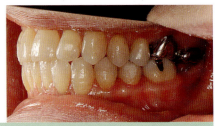

#21/21

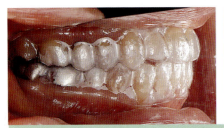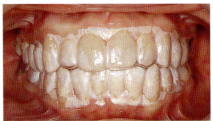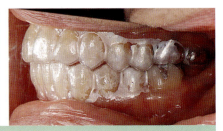

上下颌佩戴透明保持器

保持

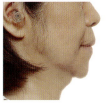 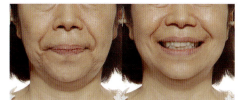

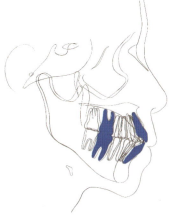

SNA	86.7 (+1)
SNB	83.3 (+1)
ANB	3.4 (+1)
FMA	32.8
FMIA	45.2
IMPA	101.9
U1 to FH	117.4 (+2)
L1 to Md.pl	101.9 (+1)
Gonial	139.0 (+3)
Ramus	73.8 (−3)

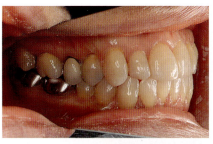 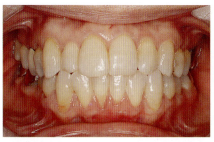 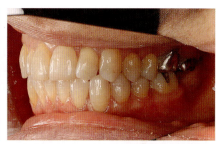

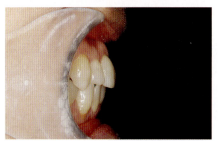 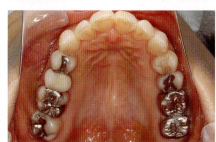 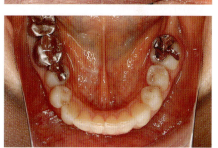

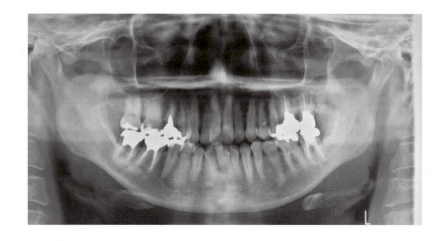

本病例作者：槙 宏太郎

病例 28

前磨牙扭转难以改善、上颌前突的单颌拔牙病例

初诊时状态

39岁，女性

主诉：牙列拥挤

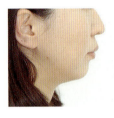
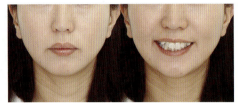
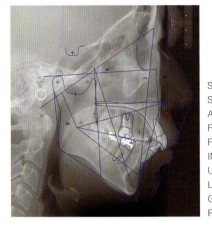

SNA	76.5
SNB	68.5
ANB	8.0
FMA	37.0
FMIA	38.0
IMPA	105.0
U1 to FH	107.0
L1 to Md.pl	105.0
Gonial	129.0
Ramus	88.0

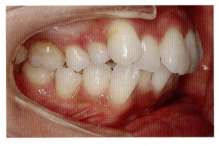
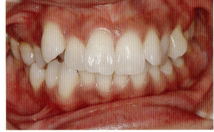
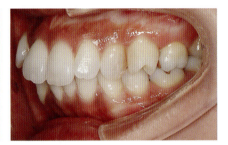
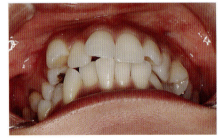
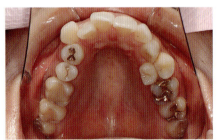
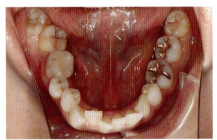
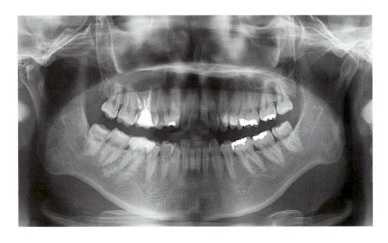

初诊时概况

现病史	无特殊	覆盖	+3.5mm
既往史	无特殊	覆𬌗	+3.5mm
不良习惯	无特殊	牙弓长度不调	上颌–10.0mm，下颌–3.5mm
先天异常	⌐5 缺失	面型	侧面凸面型，正面长面型
家族史	无特殊	口唇形态	上下唇正常
Hellman牙龄	Ⅳ A	前牙Bolton指数	78.7%（+1）
牙弓形态	上下颌均为V字形	全牙Bolton指数	93.6%（+1）

诊断

骨性Ⅱ类，右侧安氏Ⅱ类，前磨牙扭转伴上颌前突

问题列表

1. 下颌后缩导致的骨性Ⅱ类
2. ⌐5 先天性缺失
3. 右侧安氏Ⅱ类
4. 上下颌牙列拥挤
5. ⌐4|45 扭转
6. 下颌右侧磨牙近中倾斜

治疗计划

1. 为了改善右侧尖牙关系，拔除扭转的 4|
2. 拔除左侧锁𬌗的 |4
3. 拔除 8|，向远中直立近中倾斜的下颌右侧磨牙
4. 隐形矫治器治疗
5. 保持

第一次隐形矫治器治疗（1年2个月）

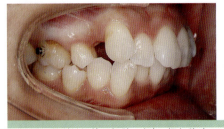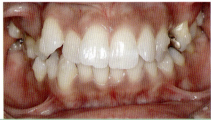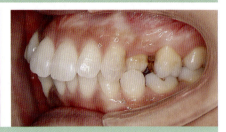

#21/54　顺利关闭拔牙间隙，行⑤颊向移动

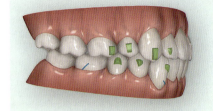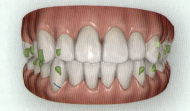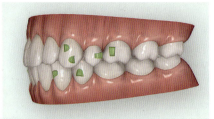

#54/54　计算机模拟动画

重启

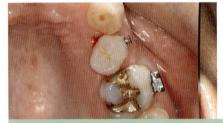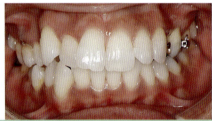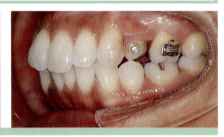

#33/54　尝试使用粘接扣和橡皮链改善扭转，⑤处出现矫治器不贴合

追加矫治器

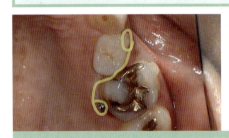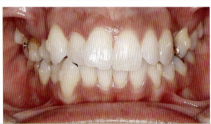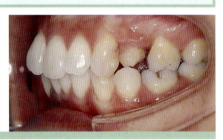

尝试在附件上磨制凹槽后S形悬挂橡皮链，⑤无明显变化。随后，矫治器不贴合导致⑤扭转再次复发

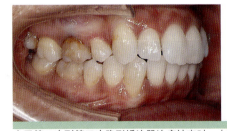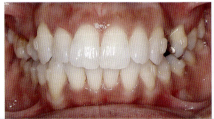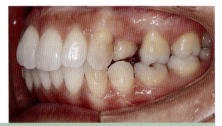

由于第二次到第四次隐形矫治器治疗结束时，由于⑤牙冠过短难以控制，因而联合使用片段弓进行补救

治疗前，考虑前牙区存在拥挤，内收量有限，故设计前磨牙拔牙的隐形矫治器治疗。然而，由于牙冠短，在反𬒗且存在扭转的$\underline{5}$的控制上大费周章。

！失败原因

- 向前磨牙施加旋转和颊向移动的矫治力时，压低矫治力也会同时出现，很快引起矫治器的不贴合。
- 尝试通过隐形矫治器控制牙冠短的牙齿（保留颊侧牙冠长度较大的$\underline{4}$，拔除腭侧错位的$\underline{5}$，治疗或可顺利进行）。

补救措施

- 采用片段弓固定后牙区，充分控制扭转的前磨牙。
- 为关闭拔牙间隙，$\underline{3}$粘接舌侧扣以便悬挂Ⅱ类牵引或橡皮链。

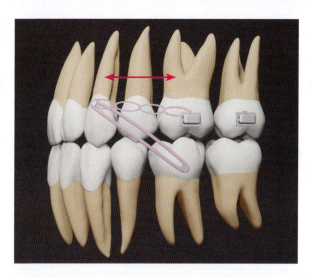

补救技巧

■ 第五次隐形矫治器治疗

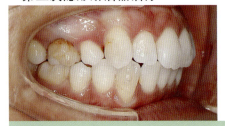 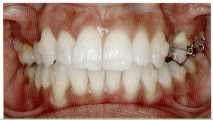 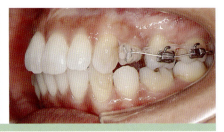

#1/16 |5678 片段弓治疗

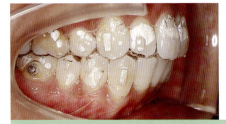 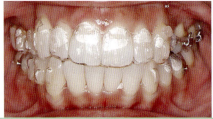 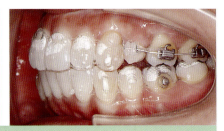

#9/16 隐形矫治器不覆盖|5678 ，联合使用片段弓

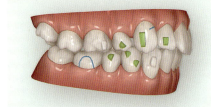 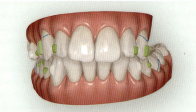 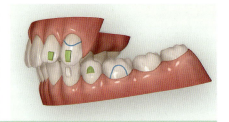

#16/16 计算机模拟动画，联合Ⅱ类牵引关闭拔牙间隙

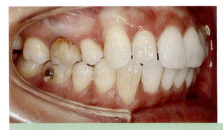 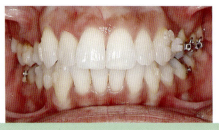 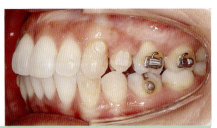

#16/16 再次追加矫治器关闭上颌左侧剩余间隙

主动治疗完成前

■ 第六次隐形矫治器治疗

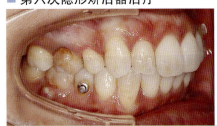 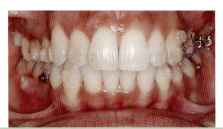 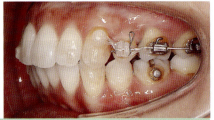

#16/20 使用橡皮链保持上颌左侧拔牙间隙的关闭状态

保持

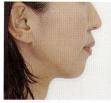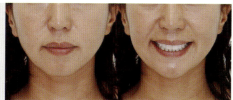

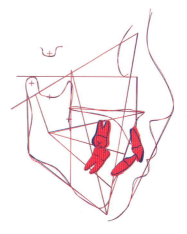

SNA	76.5
SNB	68.5
ANB	8.0
FMA	37.0
FMIA	38.0
IMPA	106.0
U1 to FH	97.5
L1 to Md.pl	106.5
Gonial	129.0
Ramus	88.0

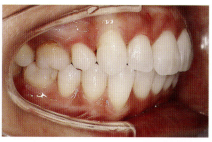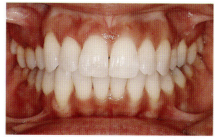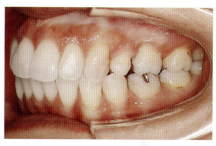

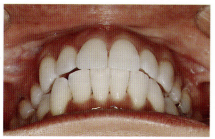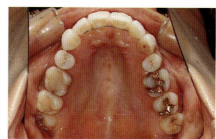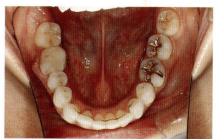

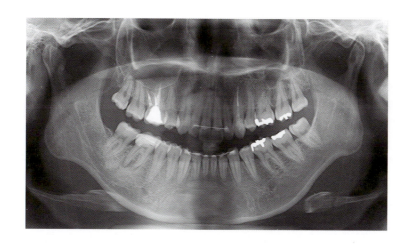

本病例作者：牧野正志

病例 29

初诊时状态

23岁6个月，女性

主诉：上颌前突，牙列拥挤

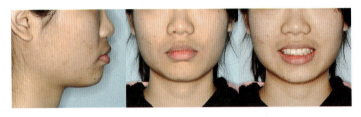
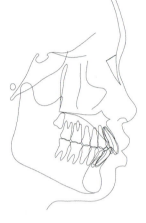

SNA	84.1
SNB	81.7
ANB	2.3
FMA	16.3（-3）
FMIA	62.1
IMPA	101.5（+3）
U1 to FH	117.7
L1 to Md.pl	101.5（+3）
Gonial	105.3（-3）
Ramus	56.3（+1）

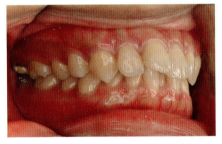
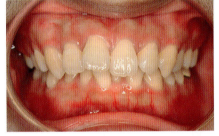
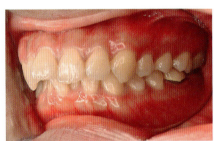
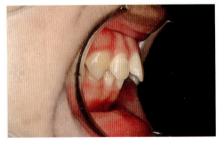
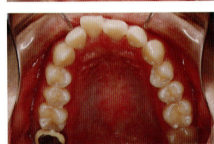
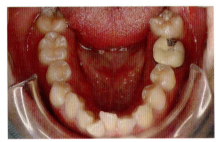

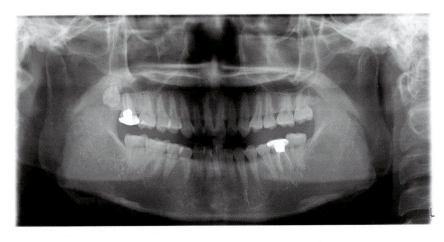

初诊时概况

现病史	无特殊	覆盖	+7.5mm
既往史	无特殊	覆𬌗	+5.0mm
不良习惯	无特殊	牙弓长度不调	上颌−1.5mm，下颌−2.5mm
先天异常	无特殊	面型	侧面直面型，正面左右对称
家族史	无特殊	口唇形态	上下唇松弛
Hellman牙龄	Ⅳ A	前牙Bolton指数	78.0%
牙弓形态	上下颌均为V字形	全牙Bolton指数	91.3%

诊断

安氏Ⅱ类，上颌牙性前突，前牙向唇向倾斜

问题列表

1. 上颌前牙区唇向倾斜

2. 上颌中线右偏

3. 7˩、˥6 修复体冠折裂

4. 下颌前牙区舌向倾斜

5. 8˩ 位置异常

6. 牙弓狭窄

7. 深覆𬌗

治疗计划

1. 7˩ 拔除

2. 隐形矫治器治疗（扩弓、上颌牙弓远中移动、下颌前牙区唇向倾斜）

3. 8˩ 萌出后，上颌右侧片段弓直立并近中移动 8˩

4. 保持

第一次隐形矫治器治疗（5个月）

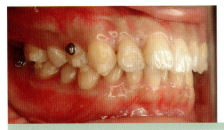 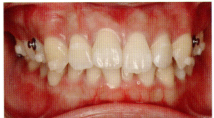 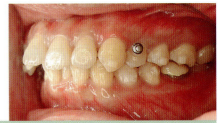

#11/54

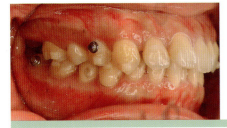 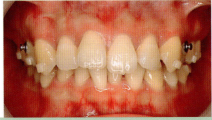 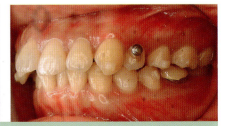

#23/54

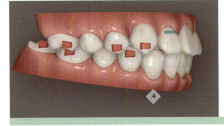 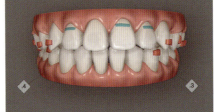 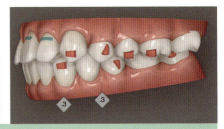

#54/54　计算机模拟动画

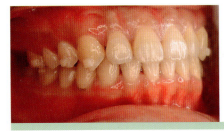 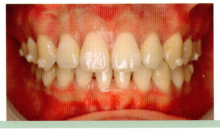 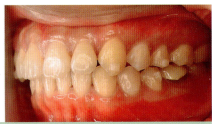

#52/54

本病例的陷阱

侧貌良好，全景片可见 7| 根尖病变， 8| 存在。根据以上几点，设计了 7| 拔牙，上下牙弓远中移动，邻面去釉， 8| 萌出后行直立和近中移动。远中移动时建议采用支抗钉加强支抗，由于患者拒绝后改用颌间牵引。因此，持续出现颌位的不稳定。虽然最终取得患者理解，使用支抗钉完成了第三次隐形矫治器治疗，但是至 8| 萌出前，治疗花费了大量时间（2年9个月）。

！失败原因

- 上下颌牙列远中移动时，使用Ⅱ类牵引出现反作用（下颌近中移动、咬合关系不稳定、前牙区咬合干扰）。
- 未能充分说明支抗钉的必要性。

补救措施

- 远中移动时，支抗钉起到重要的支抗作用。矫治器的 3|3 处设置精密切割，在支抗钉和精密切割处悬挂橡皮筋实行远中移动。

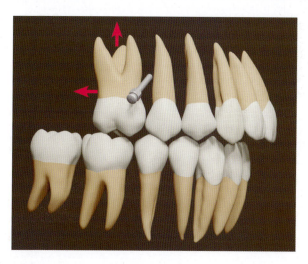

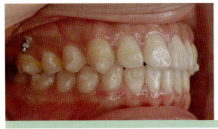 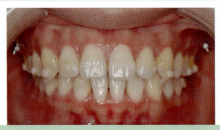 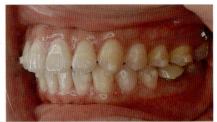

#18/43　上颌后牙区植入支抗钉

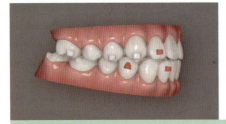 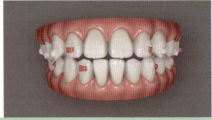 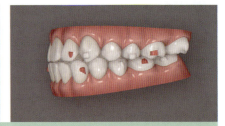

#43/43　计算机模拟动画

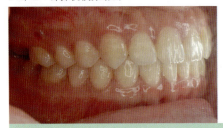 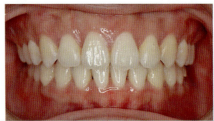 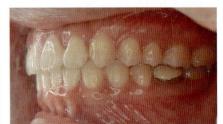

#43/43

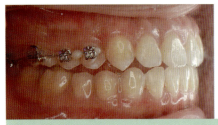 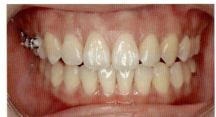 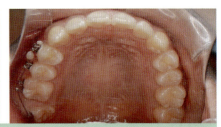

片段弓直立并近中移动 8

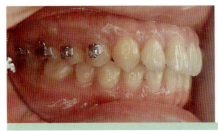 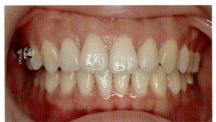 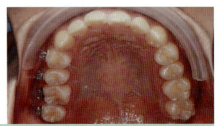

■ 第三次隐形矫治器治疗

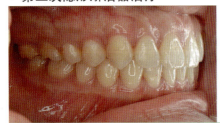 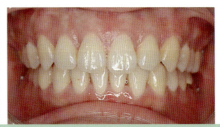 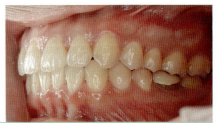

#16/16

保持

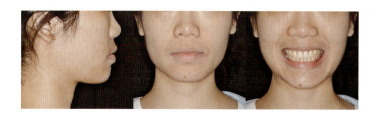

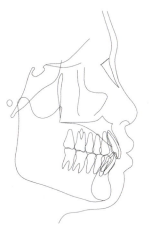

SNA	84.2
SNB	81.2
ANB	2.9
FMA	16.3
FMIA	62.5
IMPA	101.1（+2）
U1 to FH	112.9（-3）
L1 to Md.pl	101.1（+2）
Gonial	105.7（-3）
Ramus	57.1（+1）

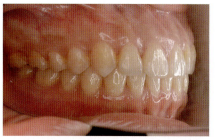
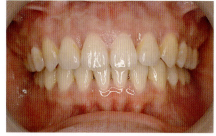
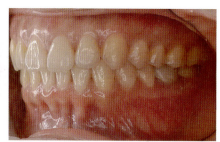
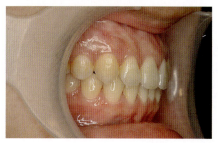
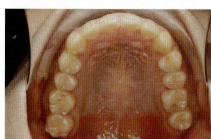
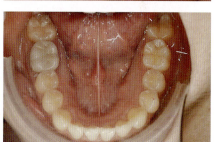

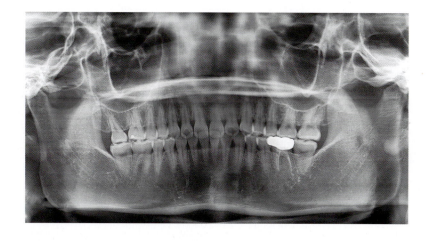

本病例作者：陈健豪

病例 **30**

骨性错𬌗畸形，正畸正颌联合治疗后改善不足的病例

初诊时状态

19岁，女性

主诉：骨性错𬌗畸形

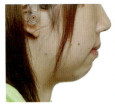
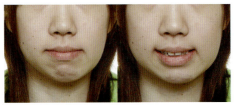
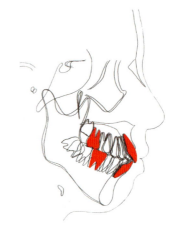

SNA	79.5（-1）
SNB	72.8（-2）
ANB	6.7（+2）
FMA	35.7（+2）
FMIA	42.0（-2）
IMPA	102.2（+1）
U1 to FH	113.5（+1）
L1 to Md.pl	102.2（+1）
Gonial	125.8（+1）
Ramus	90.0（+1）

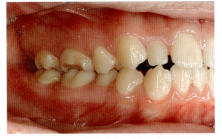
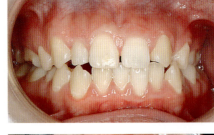
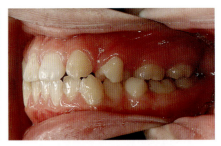
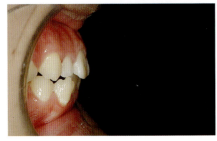
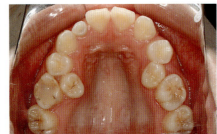
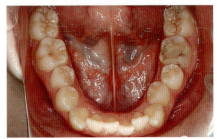

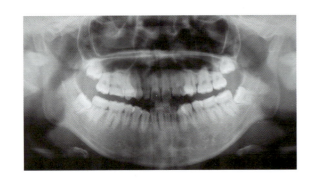
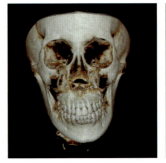
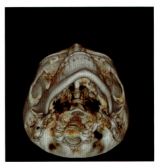

初诊时概况

现病史	颞下颌关节紊乱病（骨关节病）	覆盖	+3.0mm
既往史	无特殊	覆𬌗	+1.5mm
不良习惯	无特殊	牙弓长度不调	上颌−5.5mm，下颌−5.5mm
先天异常	无特殊	面型	侧面直面型，正面双侧不对称
家族史	无特殊	口唇形态	上下唇正常
Hellman牙龄	Ⅳ A	前牙Bolton指数	86.3%（+2）
牙弓形态	上下颌均为U字形	全牙Bolton指数	95.1%（+2）

诊断

骨性Ⅱ类，安氏Ⅱ类1分类，骨性错𬌗畸形

问题列表

1. 骨性错𬌗畸形，颞下颌关节紊乱病（骨关节病）

2. 下颌发育不全导致的骨性Ⅱ类

3. 安氏Ⅱ类1分类

4. 前牙区唇向倾斜

5. 632|与 632|反覆盖

6. 2|过小牙

7. |2 先天缺失

8. 上颌中线左偏（2.0mm）

9. 下颌中线左偏（1.0mm）

治疗计划

1. 5|、 8|8 拔除

2. 隐形矫治器术前正畸

3. 外科手术（双颌颌骨手术）

4. 术后正畸

5. 保持

第一次隐形矫治器治疗（1年6个月）

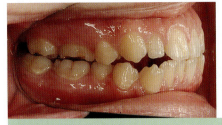 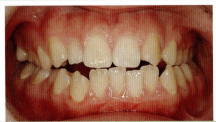 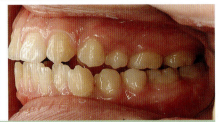

#0/24 片段弓排齐⌐5

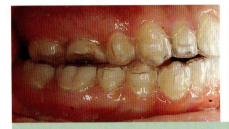 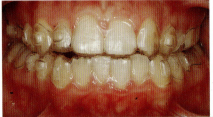 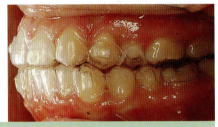

#15/24

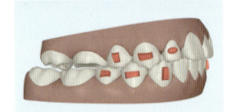 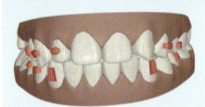 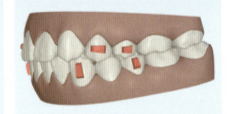

#24/24 计算机模拟动画

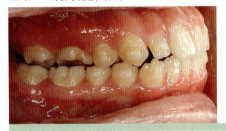 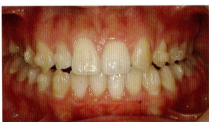 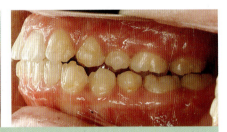

#24/24

重启

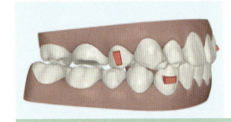 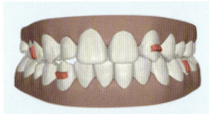 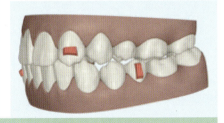

#0/15 → 使用至#15/15终止

本病例为上下颌骨呈非对称变形的正畸正颌联合治疗病例。存在过小牙（2|），先天缺失牙（|2）及颞下颌关节紊乱病，设计单侧拔牙（5|）的复杂治疗计划。由于患者拒绝可使用保险的固定矫治器而选择隐形矫治器治疗，包括正颌手术在内的全部治疗过程需自费负担（译者注：正畸正颌联合治疗时，日本医疗保险仅负担正畸治疗部分采用结扎式金属固定矫治器）。术前诊断需行双颌颌骨手术移动，但由于三维方向存在复杂的形态异常，已向患者说明无法确定术后两侧完全对称。术后CBCT发现，需要下颌再少许向右旋转，上颌也向右移动的同时行后牙区向颊侧外倾斜的旋转移动。

类似本病例，在正畸正颌联合治疗中应用隐形矫治器时，应采用CBCT数据和牙弓数据相结合的计算机模拟设计。

！失败原因

● 术前正畸中，上颌的侧方扩弓量应左右不同（形成与变形后的颌骨形态相匹配的变形牙弓形态）。但未能充分预测三维角度牙弓补偿（特别是水平方向牙体长轴的倾斜）的改善。应在确定颌骨的修正量之后再行正畸治疗。

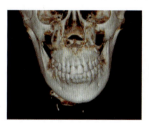 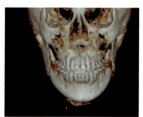

初诊时　　　　　　　　　正颌手术后

补救措施

● 手术前上下牙弓粘接固定矫治器，以颌骨形态在术后得到最大限度改善的状态为前提，下颌牙体长轴左侧颊向倾斜，上颌牙体长轴右侧颊向倾斜（术前左侧呈反覆盖）。

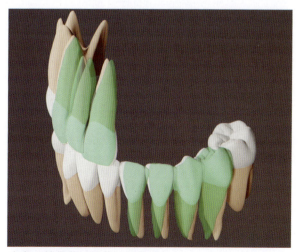

白色：补救前；绿色：补救后

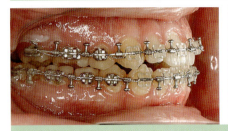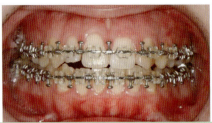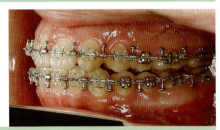

术后

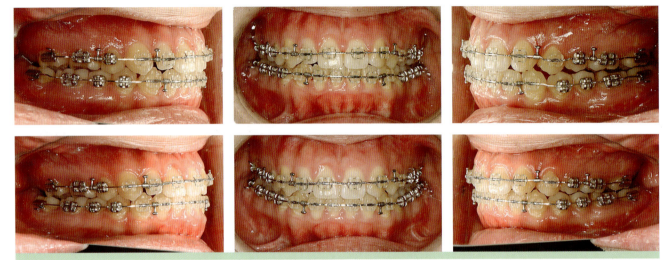

术后固定矫治

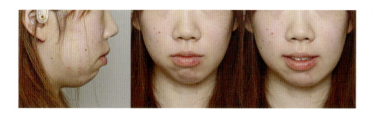

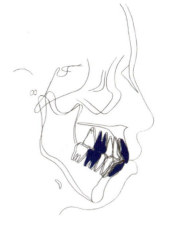

SNA	79.6（-1）
SNB	73.1（-2）
ANB	6.5（+2）
FMA	39.4（+3）
FMIA	45.1（-2）
IMPA	95.5（-1）
U1 to FH	109.8（-2）
L1 to Md.pl	95.5（-1）
Gonial	133.0（+3）
Ramus	86.4（-1）

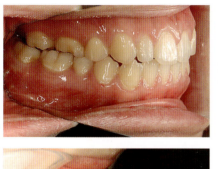

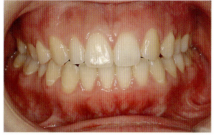

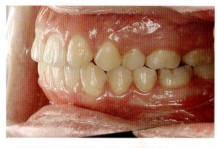

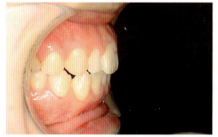

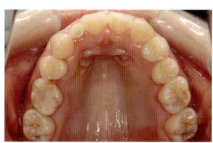

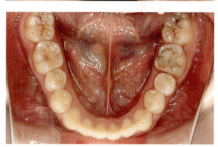

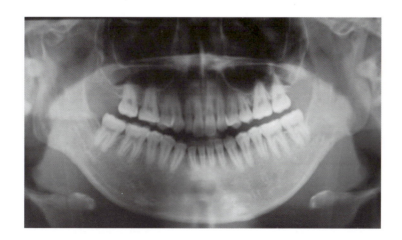

本病例作者：槙 宏太郎

病例 31

长期固定矫治后，应患者要求改用隐形矫治补救的病例

初诊时状态

60岁，女性

主诉：前牙区拥挤，下颌后牙区舌向倾斜

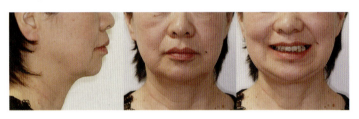

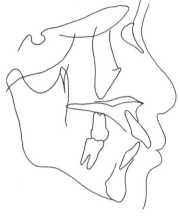

SNA	81.8
SNB	76.7
ANB	5.0（+1）
FMA	23.5（−1）
FMIA	58.6
IMPA	97.9
U1 to FH	119.7（+2）
L1 to Md.pl	97.9
Gonial	125.8（+1）
Ramus	12.3（+2）

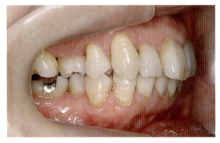
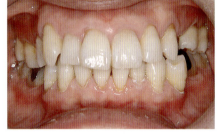
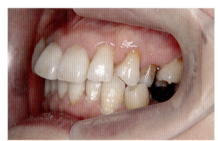

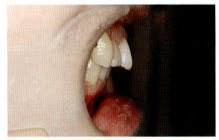
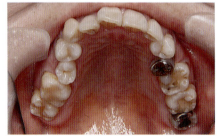
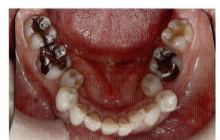

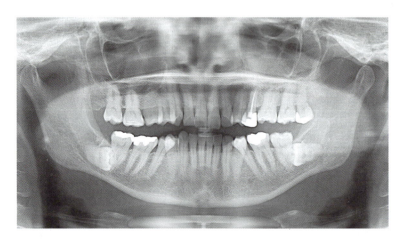

初诊时概况

现病史	无特殊	覆盖	左侧+4.2 mm，右侧+6.0 mm
既往史	无特殊	覆𬌗	+4.0 mm
不良习惯	紧咬牙	牙弓长度不调	上颌−2.0mm，下颌−9.8mm
先天异常	无特殊	面型	侧面直面型
家族史	无特殊	口唇形态	上下唇松弛
Hellman牙龄	Ⅳ A	前牙Bolton指数	—
牙弓形态	上下颌均为马蹄形（牙弓狭窄）	全牙Bolton指数	—

诊断

右侧安氏Ⅰ类，左侧安氏Ⅱ类，牙弓狭窄合并牙列拥挤

问题列表

1. 牙列拥挤
2. 上下颌牙弓狭窄（马蹄形）
3. 上颌前牙区唇向倾斜
4. 拔牙正畸的适应证，但患者不愿牙弓缩小
5. $\overline{8|8}$ 风险大不能拔除

治疗计划

1. $\underline{4|}$、$\overline{4|4}$ 拔除
2. 固定矫治
3. 保持

固定矫治（3年）

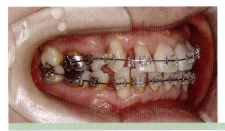 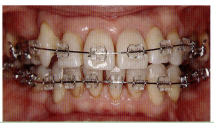 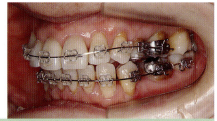

整平时

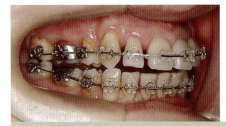 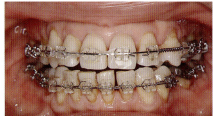 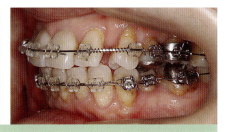

上下颌中线对齐

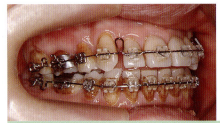 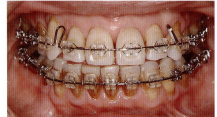 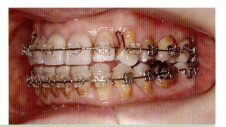

间隙关闭

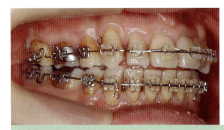 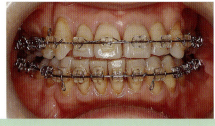 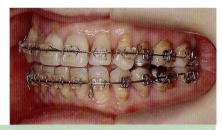

开始使用垂直牵引

本病例的陷阱

　　由于 3 缺失，下颌中线偏移，需要避免牙弓进一步狭窄等问题的存在，而且由于拔牙部位特殊导致咬合关系难以纠正、不对称拔牙导致牙弓变形等情况，不能否认固定矫治器在此类病例上存在一定局限性。另外，下颌发生预料外的后下方旋转导致前牙区开𬌗，需要颌间牵引，导致患者的治疗意愿大幅下降。

　　因此，隐形矫治器的使用将患者从托槽、弓丝和橡皮筋中解放出来。幸运的是，患者本人也对隐形装置颇有好感。由于具有覆盖𬌗面的形态，隐形矫治器用于磨牙压低，并改善开𬌗。而且，牙弓的不对称性也通过隐形矫治器得到了良好的改善。

补救技巧

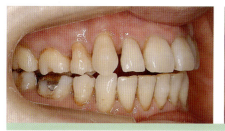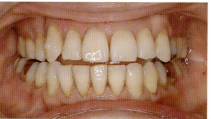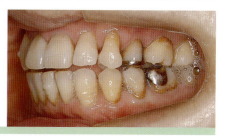

隐形矫治器治疗开始时

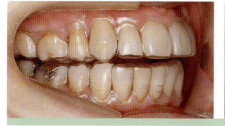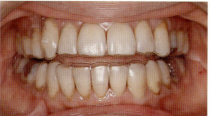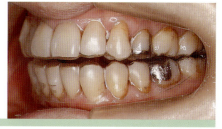

#1/11

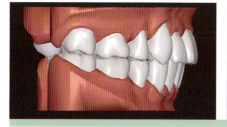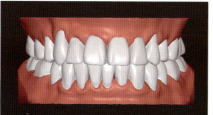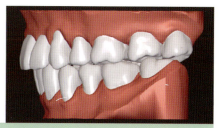

#11/11 计算机模拟动画

重启

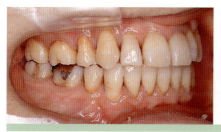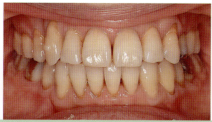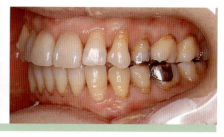

#1/12

主动治疗完成

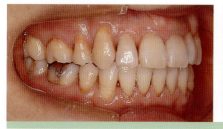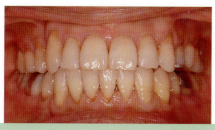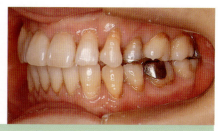

保持

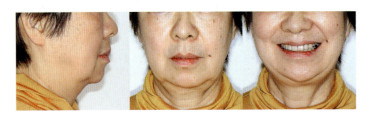

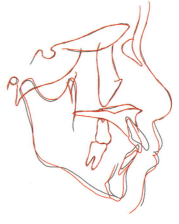

SNA	81.8
SNB	76.7
ANB	5.0（+1）
FMA	23.5（-1）
FMIA	56.5
IMPA	96.9
U1 to FH	108.4（-1）
L1 to Md.pl	96.9
Gonial	125.8（+1）
Ramus	12.3

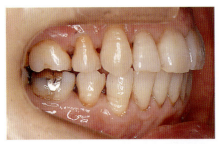

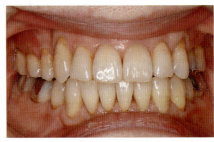

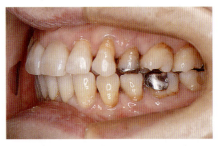

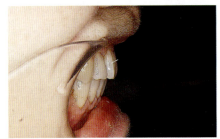

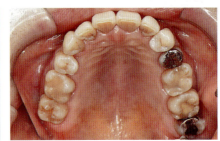

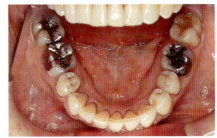

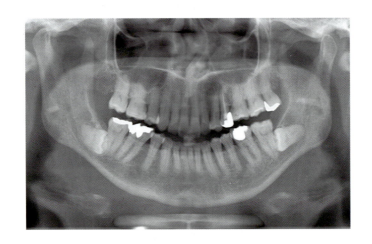

本病例作者：常盘 肇

补救方法一览

病例1

病例2

病例3

病例4

病例5

病例6

病例7

病例8

病例9

病例10

病例11

病例12

病例13

病例14

病例15
转矩嵴（power ridge）

补救方法一览

病例16
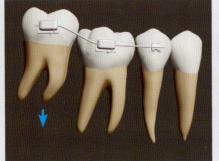

病例17
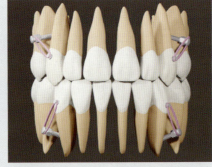

病例18
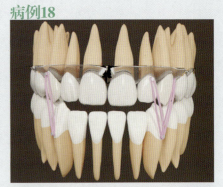

病例19
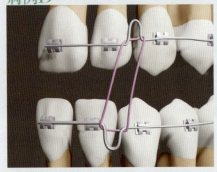

病例20
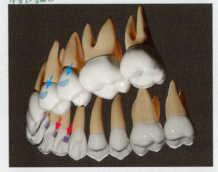

病例21
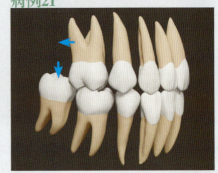

病例22
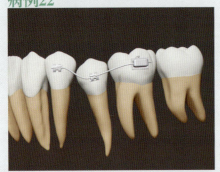

病例23
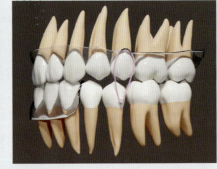

病例24
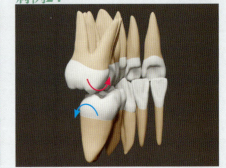

病例25
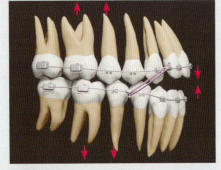

病例26
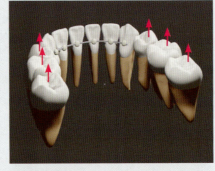

病例27
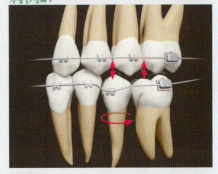

病例28
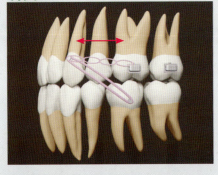

病例29
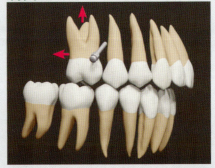

病例30